U0350760

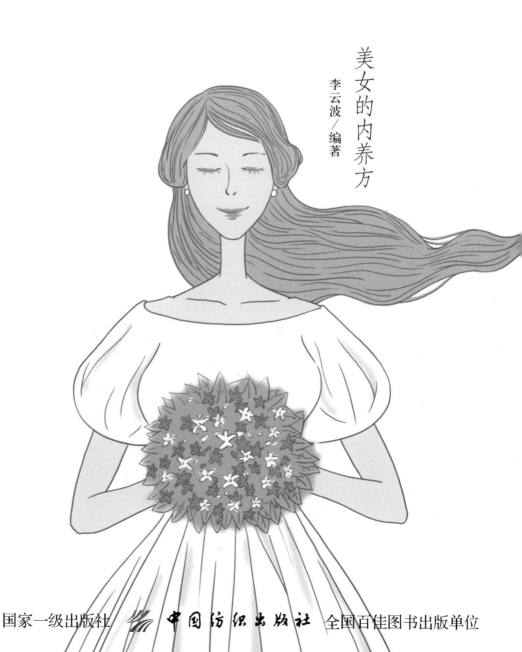

美女的内养方

李云波/编著

国家一级出版社　中国纺织出版社　全国百佳图书出版单位

图书在版编目（CIP）数据

美女的内养方/李云波编著. --北京：中国纺织
出版社，2018.9
　ISBN 978-7-5180-5258-5

　Ⅰ．①美…　Ⅱ．①李…　Ⅲ．①女性-养生（中医）
Ⅳ．①R212

　中国版本图书馆CIP数据核字（2018）第171882号

责任编辑：闫婷　国帅　　　责任校对：楼旭红　　　责任印制：王艳丽

中国纺织出版社出版发行
地址：北京市朝阳区百子湾东里A407号楼　　邮政编码：100124
销售电话：010-67004422　　传真：010-87155801
http：//www.c-textilep.com
E-mail：faxing@c-textilep.com
中国纺织出版社天猫旗舰店
官方微博http：//weibo.com/2119887771
北京通天印刷有限责任公司印刷　　各地新华书店经销
2018年9月第1版第1次印刷
开本：710×1000　1/16　　印张：12
字数：156千字　定价：45.80元

凡购本书，如有缺页、倒页、脱页，由本社图书营销中心调换

爱美是女人的天性，为了搞好"面子工程"，很多女性朋友在买高档护肤品、高科技美容产品这方面从来都不惜血本，如飞蛾扑火一般。然而，纵然下足功夫保养，色斑、衰老、肥胖这些问题依然有可能存在，甚至有些女性年纪轻轻就被乳腺增生、子宫肌瘤、气血不足等毛病缠上，于是女人们不由喟叹：想要回到面如桃花、肤若凝脂的18岁，怎么就那么难？

其实，这些女性忽略了一个最根本的因素——内部调养。女性的美，源自体内，源自健康的五脏六腑和畅通的气血，源自子宫、卵巢这些女性的"秘密花园"。身体内部调理好了，内分泌调和了，皮肤才能健康、充满光泽，气色才会好。内部调养最大的优点就在于，它让女人变美的同时，还变得更加健康。

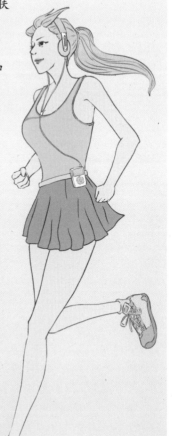

内部调养其实并不高深，从改善自身的生活习惯入手，注重饮食调养、适当运动及睡眠调整等，这些最自然、最根本的调养方法就有助于保持身体的平衡与协调。

本书从调理脏腑、排毒养颜、补气养血、体质养颜、抗衰防老、顺时养颜等各个角度全面介绍内调养颜方，涵盖饮食、运动、生活细节等多方面的内容，并配有精美的图片。

爱自己的女性朋友，从生活的一点一滴做起，内外兼修，尽情展现出女性的健康美吧！

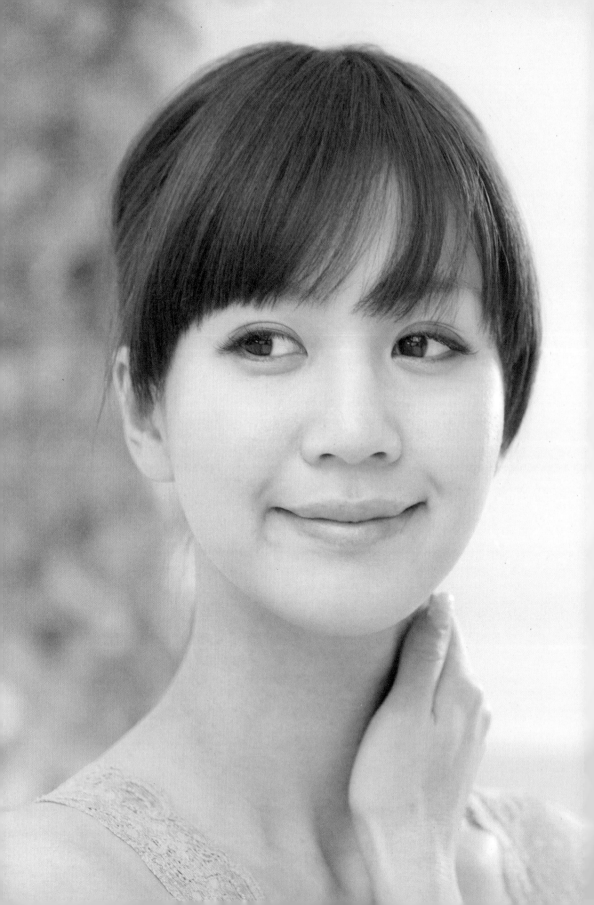

目 录

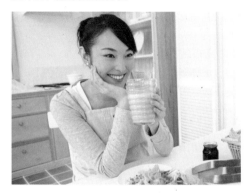

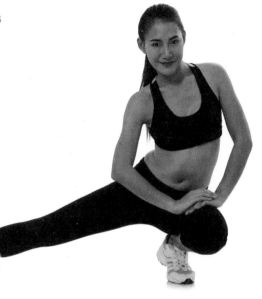

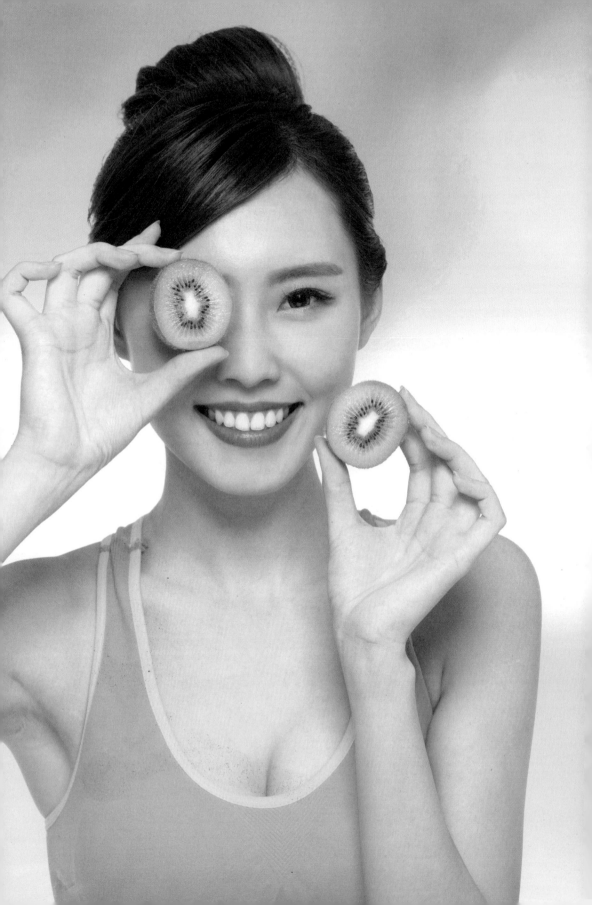

Part 1
内养有道，女人花花开不败

女人要想美丽动人，

内在的健康必不可少。

但是女人的身体很容易出现问题，

如气血不顺、阴阳失衡等，

这些都会表现在脸上，让气色越来越难看……

只有对症下药，

精心调养，

才能彻底摆脱这些烦恼。

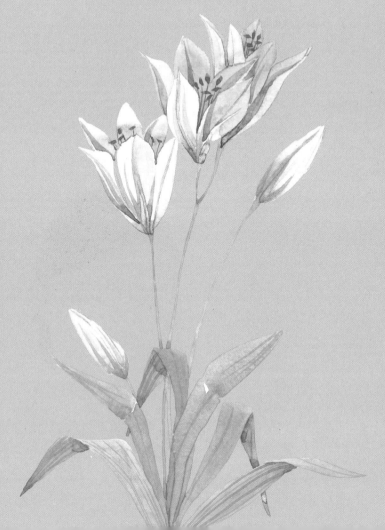

女人的调养要由内润外，才能娇艳如初

内养是本，外调是标，舍本逐末不可取

如果把女人比作一株美丽的花，那么用护肤品、保养品只是对花朵的表面进行粉饰，如果不给这株花浇水、施肥，粉饰得再美丽的花也要凋谢。女性水嫩的容颜不是通过护肤品"外调"出来的，而是通过身体"内养"调节出来的。

★ 美女要理性看待"面子工程"

爱美的女人，梳妆台上免不了摆放着各种类型的瓶瓶罐罐，就算再懒的女人都会给自己添置一些基础的护肤品，如润肤水、精华液、乳液、润肤霜、眼霜、隔离霜……而且有人认为，越是大品牌越好，越是从纯天然植物中萃取的越好。于是乎，为了"面子"，梳妆台上各式各样的化妆品堆积如山。

虽然护肤品可以让皮肤呈现出良好的状态，但这些价值不菲的瓶瓶罐罐只能打造表面的美丽，是治标不治本的。而且难免让人产生依赖，有些人可能还会出现过敏等不适反应。

堆叠护肤品不是获取美丽的关键，要想由内而外散发美丽，必须内调外养，双管齐下。

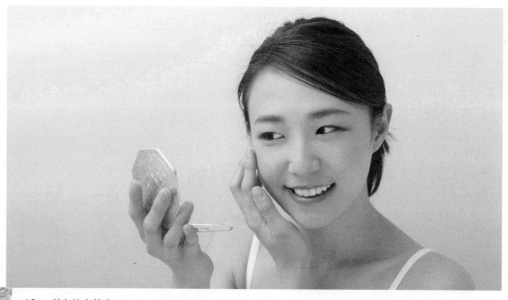

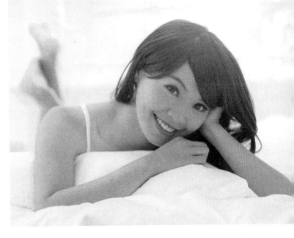

★ 内部调养是化无形于有形

与外调的养颜方式相比，内养才是根本。《黄帝内经》上说"养于内，美于外"，就是要我们照顾好身体，保护好脏腑，因为脏腑功能失调，容易出现气血不畅、精气不足、阴阳失调等问题，那张上天赐予我们的娇嫩脸庞就会因此出现"菜色"，变得暗黄。

女性的一生，有人汲取的是"营养"，有人汲取的是"糟糠"，最终会因为所汲取的成分不同，在人体内产生不同的结果。因此女性的容貌要靠"养"，水嫩的肌肤更要靠"养"。不会"养"的女性，只能无力地看着美丽远去。总之，女人离不开"养"，这"养"就是内养，或者说是养内，即身体内部的调养。内养是女性美丽的根本，明代高濂《遵生八笺》中就提出：善于养生的人养内，不善于养生的人则会养外。若专注于养内，人体五脏安定和谐，三焦各守其位，饮食得宜，身心不受世间杂务的干扰，那么，这人就可以长寿了。

恰当的"内养"才能使女性美源源不断地涌现，透过血脉、经络滋润肌肤，让女性拥有持久的美丽。女人花开不败，驻颜有术，内养比外调更重要，聪明的女人会从内部调养身体，养好五脏，由内润外，化无形为有形，才会散发恒久的魅力和风情。

但人们往往更关注美容，注重表面的皮肤、毛发问题，却很少想到，这些问题是脏腑功能失调发出的警告。肤色不好用化妆品调和，嘴唇暗淡用口红唇彩扮靓，皮肤有斑就用遮瑕笔遮盖……殊不知，人的皮肤、毛发、气色乃至形体等种种外在表现，都是脏腑、经络功能好坏的反映，是身体的提示信号，告诉我们哪里工作正常、哪里出现了状况。

中医认为，"肺主皮毛，司毛孔之开阖"。人们每天代谢产生的废物，需要通过毛孔排出，毛孔的开合正常，才会及时将废物排出，不会沉积堵塞毛孔，使皮肤保持清爽，富有弹性。要想皮肤好，就一定要加强肺的功能。"百病生于气"，经常忧虑恐惧的女人肝胆郁结，会使皮肤暗黄、长斑。如果心脏不好，就会严重影响气色。而肾气亏虚，会令头发干枯脱落、牙齿松动，严重的还会加速衰老，出现头晕耳鸣、腰酸腿软等状况。所以，女人想要美丽健康，就一定要从根本上调养内脏。

内部调理才是最大限度地为美丽保鲜

从古代起，人们就知道内养对美丽的重要性，而现代人更讲究的是一种以健康为基础的、由内而外散发出光彩的审美理念。随着这种理念的深入人心，人们对自己的身体健康也越来越关注，于是内养就成为了爱美女性的新追求。

女人的容貌是不断变化的，会随时间的流逝而红颜不再，但这并不代表女人们束手无策。我们可以通过保鲜，通过内养不断地浇灌自己的生命之花。正如花瓣的鲜艳并不仅仅归功于清晨的露水，还要感谢给它提供养分和水分的根与茎、枝与叶。对于女人来说，要想容颜美丽，只做足表面功夫是远远不够的。

女人的美，源自体内，源自五脏六腑气血畅通。女性的内在养护是美丽之本，若内在养护不当，内分泌失调，脸上就很容易起痘痘，身体也会时不时地向你发出警报。养颜最重要的，就是要做到由内而外。内养才是女人保鲜的不朽源泉！只有我们的身体调理好了，才会有好气色，皮肤充满光泽，也会比实际年龄年轻许多。内养透过气血滋润着女人的容貌，即使历经风雨也能展现出女性独特的健康魅力。

内养是女人生命魅力的源泉。一个美丽的女人犹如鲜花需要阳光、空气、水和肥沃的土壤一样，要善于给自己补充营养，这样才能保持活力，才能最大限度地为美丽保鲜，使魅力增值，使衰老的脚步走得更慢一些。

内部调理最大的优点就在于，它让人们变美的同时还变得更加健康。只需在平时生活中多加注意，通过饮食和其他好习惯的养成，就能将美丽与健康兼得，何乐而不为呢？

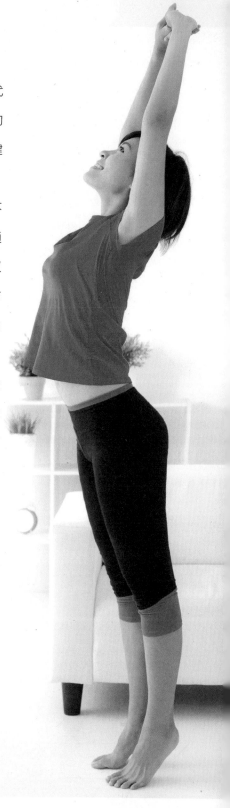

饮食、睡眠、运动，女人养内的三驾马车

女性的养护 90% 来自内养，包括充足的水分、维生素、纤维素，充足的睡眠，适当的运动。注重内养，才能保持长久的美丽。

★ "四高"食品要多吃

西方有句谚语："你吃什么，你就成为什么"，可见吃有多重要。这里要提醒大家的是，有益身体健康的食品可以适当多摄入，为便于记忆，我们把它们叫作"四高"食品：高水、高纤维、高维生素和高抗氧化剂，如水果、蔬菜等。日常的饮食里还要注意摄入鱼肉及植物类食品、豆制品、乳制品（脱脂、加酶、发酵过的较好）、各种坚果、籽类食品、五谷杂粮等。

与此相反，有几种食品要尽可能少吃。它们是碳水化合物（精面精米）、肥肉（动物油）、油炸食品、经过熏腌泡的食品、盐、糖、咖啡、各种碳酸饮料、白酒等食品。

★ 睡眠充足老得慢

充足的睡眠是减缓衰老的前提。睡眠也是人体修复各种损伤的最佳时期。睡眠少，直接影响心血管的功能，也会造成激素分泌和消化系统功能紊乱，使得食欲下降。在皮肤上的反映则是弹性、光泽度下降。要想获得比较理想的睡眠，需注意睡前 2 小时不进食（可以喝水），睡前 1 小时不做剧烈运动，睡前半小时不看过于伤感的小说、电影、电视剧，养成用热水泡脚、洗澡的好习惯，睡前 1 小时将一天内所有的烦恼、困扰像关窗一样关闭，将第二天上班要拿的物品放好。

★ 运动的女人更美丽

为什么爱运动的人显得年轻？因为血液的加速循环可以保证身体各器官营养的充足供应，使身体各脏器内有充分的营养；运动还可以刺激大脑皮层，使全身激素水平升高，同时运动会使身体出汗，帮助排出废物，使皮肤得到净化，使血气更畅达，这样的女性看起来白里透红，更富魅力。

要选择适合自己的运动，那些做起来很吃力、很勉强的运动肯定不适合自己。每天至少运动半小时，达到微微出汗的程度是最理想的。

维护阴阳平衡，让时光停驻

健康是女人美丽的资本，如果没有阴阳平衡做保障，那么一切都只能是美丽的梦。有的女性生来体质就弱，有的女性心事太重或劳碌奔忙，这些都会引起身体阴阳失衡。

★ 阴阳失衡是亚健康的源头

《黄帝内经》中认为："阴胜则阳病，阳胜则阴病。"人体阴阳失去平衡，就会导致亚健康状态。阳性热，阴性寒，所以处于阴阳失衡的女性，身体或呈阳热，或呈阴寒，不是腰酸腿痛、食欲不振，就是疲乏困倦、精神萎靡。有的还会出现失眠多梦、迟钝健忘，或者头痛头晕、月经不调等症状。

造成人体阴阳失衡的直接原因，主要就是放纵情绪，如思虑过度、大喜大悲、抑郁、惊恐、发怒；或生活起居没有规律，如经常熬夜、长期睡眠不足；或过分偏食、节食；以及长期在污染严重的环境中工作与生活；还有缺乏科学的调养。女性如果不注意保养，那么无论在青春期、围产期还是更年期，身体都很容易阴阳失衡。

无论是由于哪一种因素引起的身体阴阳失衡，都会给女人的健康带来影响，造成危害。如果没有健康做基础，女人的美丽容颜也就不复存在。要想改变女性身体的亚健康状态，就要使人体的阴阳得到颐养调和。调节亚健康的办法有很多：

1. 保证每天有充足的睡眠。

2. 要建立科学的饮食结构，每天都要饮用充足的水，保证摄入的营养满足身体活动的需要。

3. 最重要的，还是要随时调整好自己的情绪，凡事要看得开，无论遇到何事，都不要过分激动、紧张和焦虑。

人体阴阳平衡了，人就会精力充沛，精力旺盛的女人就会更加美丽健康。

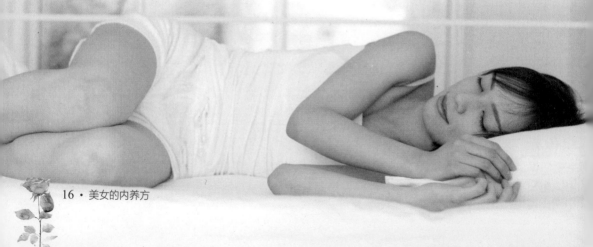

★ 阴阳平衡是女性养生和驻颜的关键

阴阳学说认为，女人乃阴性之体，而人体是以气为阳，血为阴，所以女性美容的宗旨就是要滋阴养血。女人的生理特点决定了女人一生各个阶段（从青春期开始的月经来潮，到性成熟期的生儿育女，再到更年期、老年期等）的身体都特别容易出问题。所以女性一生都不可忽视阴阳平衡，只有维护好身体的阴阳平衡，女人才会健康美丽。

青春期

在青春期，女性体内的阳气十分旺盛，所以健康的女孩子看上去就如阳光般明媚。到月经第一次来潮，体内的阳气开始回落，再加上遗传因素、营养状况，以及所面临的各种精神压力等因素的影响，青春期的女性如果不注意保养，也会出现阴阳失衡。如果体内阴阳气血不调，就会诱发痤疮，又叫"青春痘"。

婚育期

随着性成熟的到来，身体停止了生长，人体的阴阳之气也渐渐达到平衡。度过青春期之后，女性机体也日渐成熟，就要经历恋爱、结婚和生育的过程。随着性生活的介入，女性身体也开始发生各种生理变化。加之要面对生活中随之而来的种种烦恼，承受来自社会、工作和家庭的各种压力，女性的精神生活会处于高度紧张状态。

更年期之后

可以说，这个时期的女性进入了"多事之秋"的特殊阶段，所以无论从生理方面还是心理方面，都很容易引发内分泌功能的紊乱。很多女人在这个时期变得憔悴，皮肤黯淡无光、失去弹性，甚至出现过敏、色斑、皱纹等，衰老得非常快。

中医认为女性机体衰老，主要是由于阴血日见虚亏造成的。所以女性健康养颜要从青春期开始，针对女性身体容易出现阴血不足的情况，要有的放矢、由内而外地进行全面的调理和补养，使机体储存和保持足够的能量与养分，以持续补偿身体的各种消耗，使体内的阴液保持饱满的状态，延缓女性的衰老速度。

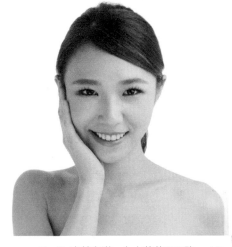

聪明的女人要避开内养的拦路虎

七情动乱伤脏腑，是养内的大忌

《红楼梦》中的林妹妹因为多愁善感赔上了身体的健康，现实生活中也有很多女性多愁善感，每当受到身边事情的触动，就会立即牵动七情的变化。情绪过分波动，就会影响健康和美丽。

★ 七情与五脏关系密切

七情就是喜、怒、忧、思、悲、恐、惊的情志变化，又可划分为五志，即喜、怒、思、忧（悲）、恐（惊）。

喜	喜是因事遂心愿或自觉有趣而心情愉快的表现
怒	怒是因遇到不符合情理或自己心境的事情而心中不快、甚至愤恨不平的情绪表现
忧	忧是对某种未知结果而又不愿其发生的事情的担心，以至于形成一种焦虑、沉郁的情绪状态
思	指的是过度的思虑
悲	悲是烦恼、悲哀、失望时产生的痛苦情绪
恐	恐是机体面临并企图摆脱某种危险而又无能为力时产生的精神极度紧张的情绪体验
惊	惊是在不自知的情况下突然遇到非常事件时，精神骤然紧张而骇惧的情绪表现

过度地表现七情中的某一种感情，很容易对人的身体造成损伤。因为人在突然的、强烈或持久的情志刺激下，会导致脏腑气血功能紊乱，损伤脏腑，正所谓"怒伤肝、喜伤心、思伤脾、悲伤肺、恐伤肾"。

五脏功能失调又会反过来影响人的情志。心脏功能失调就会悲伤或喜笑不休、肝脏功能失调就会发怒、脾脏功能失调就会思虑过度、肺脏功能失调就会忧伤、肾脏功能失调就会恐惧。同时，七情也有着类似于五行的相生相克的关系，如怒胜思、思胜恐（惊）、恐（惊）胜喜、喜胜忧（悲）、忧（悲）胜怒，他们之间相互调节相互作用。

中医可以根据七情之间相生相克的关系来治疗疾病，如传说中华佗巧看病的例子：有一位郡守患病，请华佗来治疗。华佗了解病情后，发现郡守是思虑过度引起的脾胃疾病，只要大怒一场病就会痊愈。于是就收了他的报酬却不给他治病，而且不久便偷偷地跑了，还留下一封信来骂郡守。那位郡守果然大怒，命令手下人把华佗捉来杀掉。郡守的儿子知道华佗的真实用意，嘱咐派出的使者不要追拿华佗。郡守因为没有抓到华佗，愤怒到了极点，吐黑血数升，结果病就痊愈了。

当人体的脏腑受到伤害之后，就会产生病变，而这些病变又会在人的皮肤和面容上显示出来，表现为双目无神、面色晦暗无光、皮肤粗糙、色斑、粉刺、脱发等。

过喜伤心

心主血藏神，在情志变化中起着主导作用。若人精神愉快、心情舒畅，则气血畅行，充盈于面，令人面色红润、神采奕奕。若狂喜极乐，会使心气弛缓，精神涣散，而产生喜笑不休、心悸、失眠等症，如范进过喜而致疯癫。

思虑伤脾

思虑过度会损伤脾脏的运化，导致心脾两虚，出现早衰、面部皱纹、毛发干枯。思虑过度还会耗伤心血，而心血不足，则面部皮肤不能得到充分的营养，会使面色萎黄、毛发枯槁。

过怒伤肝

肝藏血主疏泄，如长期情绪烦躁易怒，则郁怒伤肝，可出现因肝气郁结而致的黄褐斑、痤疮。

惊恐伤肾

恐是一种精神极度紧张所引起的胆怯表现，恐伤肾，会使面色青黑发紫；惊是猝然遇到非常事变而精神突然紧张的表现，中医认为"惊则气乱"，其面色比恐还差，常表现为面色晦暗、眼圈发黑等。

过悲伤肺

悲是因痛苦引起的较为持久的情绪，它常是忧愁情绪的进一步发展，悲哀过度、六神无主，容颜如何，可想而知了。若悲哀太过，情绪低落，耗伤肺气，则会出现早衰、身体虚弱、面色发白、神情惨淡、善悲欲哭等。

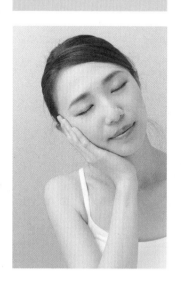

因此，只有保持快乐、欢愉、振奋、轻松、平和的情绪，避免情志过激，才能容光焕发、面色红润、神态安详、青春常驻。

★ 调养七情，收获美丽

　　良好的情志对内脏功能和气血状况有着积极的影响，同时，通过精神因素的调节，还可以调动机体正气，平衡阴阳，扶正祛邪，有助于疾病的康复，更有利于达到延年益寿、美容驻颜的目的。

　　女性可以按照如下方法调养七情：

不要骄傲

　　当我们取得了成就时往往会自我膨胀，中医认为骄傲是过"喜"的表现，"喜则气缓"骄傲会使人沉浸在自己所取得的成就里，失去进一步前进的动力。因此，"虚心使人进步，骄傲使人落后"是有其现实依据的。

切忌发怒

　　发怒会引起气血逆乱，经络阻塞，脏腑失调。当人大怒的时候，怒气会上升，血随气行，上冲于脑，特别容易导致脑血栓，脑出血等病症。因此，发怒既不利于身体健康，又不利于精神调达。

远离给你带来负面情绪的人和事

　　正面情绪能够使一个失意的人得到温暖，负面情绪则会给一个原本乐观的人带来悲伤。负面情绪越多，阴云越厚，越容易出现过度悲伤而损伤脏腑的情况。因此，在生活中应远离会给你带来负面情绪的人和事，同时也要主动调节自己产生的负面情绪。

接受生活的千变万化

　　我们有时会对生活产生一些过度的忧虑，如许多人会给自己制订未来的计划和目标，但是生活中往往出现很多变数，从而导致当初的计划面目全非，使自己陷入过度的思虑之中。当我们出现思虑的情绪时，不如暂且放下，对待生活走一步看一步，接受生活变化万千的事实，让自己轻松一点。

清静养神

　　养神的方法很多，但以清静为主，只有清静才能保持其正常功能。《黄帝内经》中说："静则神藏，躁则消亡。"说明身心的清静有助于神气的潜藏内守，而身心的躁动则会导致神气的外驰，甚至消亡。

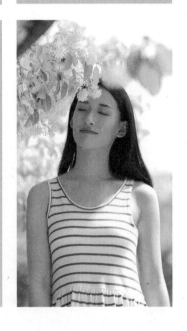

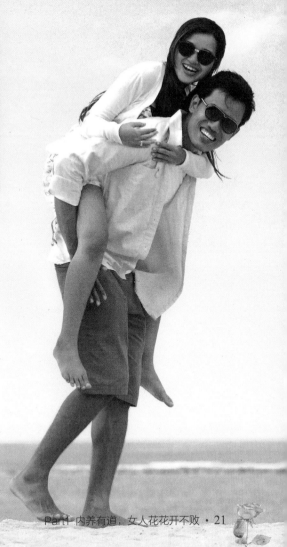

调摄神志，免刺激

生活中难免产生这样或那样的不良情绪，关键是要善于控制和调节。首先是以理制怒，即以理性克服感情上的冲动；也可用提醒法制怒，如在自己的床头写上"制怒"等警言，以此作为自己的生活信条。当遇到不幸而悲痛万分时，不妨大哭一场；当心情压抑时，可通过强烈、无拘无束的喊叫，将内心的郁积发泄出来；当自己情绪苦闷、烦恼，或情绪激动与别人争吵时，最好的方法是转移一下注意力，去参加体育锻炼，还可参加适当的体力劳动，用肌肉的紧张消除精神的紧张。

总之，调和七情既是美容的一条重要原则，也是培养良好气质、提高思想觉悟和文化修养、塑造美好心灵的有效方法。

风寒、湿热、火燥，让美丽大打折扣

现代女性生活节奏加快、连续工作、精神长期紧张、焦虑抑郁、心理压力大、用脑过度等会使人体长期处于一种不平衡的状态，非常容易引起风寒、湿热、火燥等各种病症。这种不正常的状态是健康的大忌，也会使美丽的容颜大打折扣。

★ 六气摧败女人花

外界环境的风、寒、暑、湿、燥、热称为六气，它们会降低机体的耐受力，使身体产生各种病变，极大地影响健康和容颜。如果风寒湿重，就会引起肌肉痉挛、小血管收缩、淋巴回流减慢、软组织血液循环发生障碍等，继而产生无菌性炎症，出现怕寒怕风、头颈强痛、流清鼻涕、肩背酸痛等症状，严重影响身体健美。

湿热的外界环境也会造成湿热体质，这样的体质多见油性皮肤，常常表现为皮肤油腻、毛孔粗大，很容易产生痤疮、酒糟鼻、黄褐斑等。这种体质也会使人心烦急躁，爱发怒，舌质偏红，舌苔黄腻，口苦口干，嘴里有异味；女性带下增多，小便短黄，大便黏滞不畅，对美容健康非常不利。

★ 避开六邪少生病

大自然有风、寒、暑、湿、燥、热六气，人体中也有六气，若六气不平衡，就会对人体有害，形成六邪：风邪、寒邪、暑邪、湿邪、燥邪、热邪。

冬春之季——风寒之邪

通常是因劳累、睡眠欠佳，再加上吹风或受寒而引起的。所以春冬季一定要注意防风防寒，保证睡眠，不要过于劳累。一旦受到风寒的侵袭，就要以祛风散寒为主，关键就是要出点汗，可以适当洗洗桑拿，用热水泡脚，盖上两层被子，喝姜糖水或者适量运动，也可以吃银翘解毒片、四季感冒清等。忌食生冷、油腻的食物，忌多食鸭肉、猪肉、甲鱼、蚌、醋、柿等食品。

夏季——暑湿燥热之邪

夏季即使温度并不太高，人们仍会感觉被一种难熬的闷热包围着。这是因为空气湿度较高，人体汗液的蒸发速度慢。

另外，湿与热合并入侵人体，常常令人感到疲倦、肢体沉重、发热、无精打采、萎靡不振。所以夏季要注意防暑、防"湿"，改善居住环境。若体虚消化不良或暴饮暴食，吃过多油腻食物、甜食，就会使"水湿内停"而湿从内生。

★ 女人都要学会做"消防员"

　　人体阴阳失衡、内火旺盛，就会上火，在干燥气候及连绵湿热天气时更容易上火。上火可以分为"实火"和"虚火"两大类，一般认为实火多由嗜食辛辣导致，精神受到过度刺激也能引起实火内盛。而虚火多因精气耗损、劳伤过度等内伤劳损造成。

　　针对不同病因，要对症治疗，如脾胃积热可清热解毒；心火内盛则要清心泻火除烦；虚火上炎则需要滋阴降火。这里推荐几组降火类食物。

清热解毒类

　　菊花、黄瓜、板蓝根、芹菜、荸荠、菱角、金针菜等，有抗菌消炎作用，适用于各种实火症候。

利湿泻火类

　　冬瓜、西瓜、薏苡仁、赤小豆、莴笋、绿豆芽等，适用于各种实火症候。

攻下实火类

　　黄连、黄芩、香蕉、土豆、芝麻、桃仁、海蜇、白萝卜等，适用于小便短黄、大便干结、口干口苦、腹胀纳差等症。

凉血敛血类

　　莲藕、生地、木耳、糯米、藕粉、荠菜、玉米须、白茅根、马齿苋等，可用于鼻衄、便血、尿血、牙龈出血等血热妄行的情况。

滋阴降火类

　　海带、紫菜、海参、菠菜、猪血、猪肝、南瓜、蛤蜊、银耳等，多用于阴虚火旺、五心烦热、潮红盗汗、夜不能寐等症。

　　此外，上火的人也可以通过针灸、拔罐、艾灸、刮痧、推拿、按摩等疗法去火。

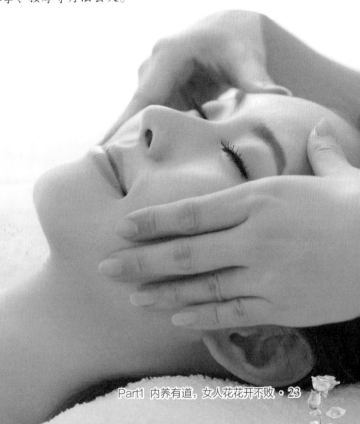

痰饮、瘀血，憋屈的女人很受伤

痰饮可以引发多种怪病顽疾，极大地影响容颜和健康；瘀血体质给女性造成的困扰也非常大。所以，辨明体质，祛除痰饮和瘀血，往往会使美容效果事半功倍。

★ 痰饮是女人美丽的大敌

由于脾的运化水湿功能下降，水液不能正常滋润人体，在体内的循环、排泄遇到障碍，形成异常的水液积聚物质，中医将其称为"痰饮"。其中秽浊、黏滞、稠厚的部分叫作"痰"，清稀、澄澈、透明的部分称为"饮"。

痰饮可以引发多种疾病，极大地影响容颜和健康。痰饮停留的部位不同，造成的疾病也不同。痰饮若阻于脾或肾，则见黄褐斑、皱纹、皮肤干燥、面色萎黄等症；痰饮如停留在肺部，会引起咳喘；停留于心窍，就会引起癫狂、神志失常；阻于胃肠，会引起恶心呕吐、腹胀腹泻；停留于经络、关节，会引起肢体麻木、关节疼痛；痰犯皮肤，可引起水肿、无汗、身体痛重等。

中医对痰饮的治疗侧重一个"化"字。这里向有痰饮表现的女性推荐几道有效的祛痰饮法：

健脾胃——白术半夏饮

取白术、姜、半夏各6克，枳壳3克。加水煎煮，取药汁服用。可化解痰饮停留于胃肠而致的恶心、腹胀等病症。

清热法——清肺化痰饮

取鱼腥草、芦根各15克，连翘6克，冰糖适量。加水煮之后倒出药汁，加入冰糖调味。随时饮用。适用于肺炎、支气管炎等病症。

豁痰法——豁痰开窍饮

取茯神9克、石菖蒲3克、竹茹6克、莲子心1.5克。加水煎煮，随时服用。适用于心烦失眠、神志不安等病症。

温肺寒——温肺化痰饼

取干姜、桂枝各3克，细辛1克，大枣50克，面粉适量。将前三种药物研成细末，大枣上锅蒸烂，去皮核捣烂。将药末与枣泥混匀，再加入面粉和水揉成团，分成小块擀成小饼后烙熟，可随时食用。此法可温肺化痰。

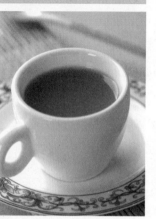
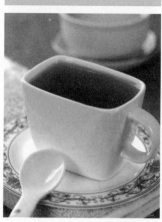

★ 打通瘀血，找回好气色

气血不畅，必然会引起皮肤毛细血管血流不畅，使营养输送不到皮肤。皮肤细胞失去了营养的支持，必然会影响新陈代谢。皮肤细胞的新陈代谢减慢了，就会影响其活力，因而造成面色晦暗、皮肤粗糙和黄褐斑等皮肤问题的出现。

在气候寒冷、情绪不调等情况下，血脉瘀滞不畅甚至阻塞不通的症状很容易出现。血瘀塞在什么部位，那个部位就会发暗、发青、疼痛、干燥、瘙痒，出现包物肿块，功能也会受到影响。

"瘀血不去，新血不生"，瘀血体质的女性常因微循环不畅通，舌头上有长期不消的瘀斑，瘀血严重时，舌系带有两条怒张的小静脉。此外，瘀血体质的女性大多表情抑郁、呆板，面部肌肉不灵活，皮肤干燥，面色晦暗，容易生斑，口唇发暗，眼睛浑浊、常有细小的红血丝，还容易脱发，对女性容颜的困扰很大。

因此，中医极力提倡活血美容，通过传统的活血化瘀、祛风通络的中草药，疏通被瘀堵的气血通道，并根据每个人的症型偏颇，分别配以清热解毒、祛风止痒、祛湿化痰、补血益气等药物，如川芎、白芷、赤芍、丹参、当归、防风等。活血美容不仅能疏通血脉，加快血液的流动，加速新陈代谢，而且还能有效地排出堵塞在皮肤毛孔中的污垢。皮肤中的血脉通了，毛孔通了，皮肤就会改变晦暗的状态，恢复自然。

活血食疗方——当归三七乌鸡汤

材料：乌鸡1只，当归5克，三七3克，生姜1块。

做法：把乌鸡装进一个合适的容器里，再把洗好的当归、三七、生姜一起码放在乌鸡上，接下来加入适量盐，再倒入一些清水。清水一定要没过乌鸡，然后盖上盖。把蒸锅烧开，将容器上锅隔水蒸，大火蒸上3小时，鸡肉烂熟即可。

功效：乌鸡被称为"中国的花旗参"，当归本身具有非常好的活血功能。这道汤有良好的补血、补虚功效，非常适合有瘀血症状的女性食用。

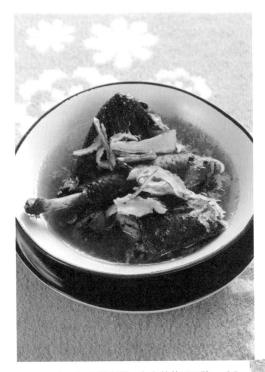

养内有道，美女的私房调养方

五色五味入五脏，为美丽加分

很多女性面对诱人的美食都会食指大动、大快朵颐，但是有的女人越吃越漂亮，这是为什么呢？其实，经过科学、合理搭配的五色五味饮食，就是最天然、最安全的美容药方。

我们所说的五色五味是指具有赤、青、黄、白、黑五种颜色以及酸、辛、甘、苦、咸五种味道的食物。其实五味和五色与人体的五脏对应，养生必养五脏，通过五味、五色的食物可以调养人的容颜。

★ 赤色、苦味入心——吃出桃花颜

赤色——抗衰老，增强免疫力，改善血液循环

赤色即红色，对应人体的心脏。红色的食物含有丰富的抗氧化剂，能抵抗自由基的破坏，降低患肿瘤的概率。例如苹果中的槲皮素就是一种很好的抗氧化剂。女性防止衰老可多吃红色食物。

红色食物包括西红柿、西瓜、红甜椒、樱桃、苹果、草莓、覆盆子、红心番石榴、红洋葱、水萝卜、葡萄柚、甜菜、紫甘蓝、红豆、葡萄等。其中，水萝卜、樱桃、草莓和葡萄等食物中都含有丰富的花青素，可以帮助女性改善血液循环和微循环，预防炎症和强化免疫系统。

苦味——增强食欲，排毒通便，清新健脑

苦味入心，保护心脏要多吃苦味食物。苦味食物具有增强食欲、排毒通便、清新健脑的功效。

含有苦味的食物以蔬菜和野菜居多，在干鲜果品、粮食和豆类中也有。苦味的代表性食物有苦瓜、萝卜叶、苦杏仁、桃仁、茶叶、荞麦、莲子心等。

女性要想清除体内燥热可选用五味子、莲子心等用沸水浸泡后饮用。其中五味子适于四季饮用，冬春季饮用更好，莲子心泡水是夏季清除燥热的最佳饮品。

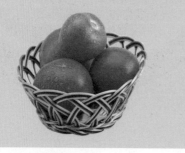

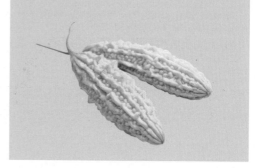

★ 青色、酸味入肝——吃出满满的活力

青色——疏肝解郁，保护视力

青色对应的是人体的肝脏。青色食物是养肝护肝的最佳选择，春季多吃青色食物可促进肝气循环，疏肝解郁，保护视力。青色食物有黄瓜、芹菜、菠菜、西蓝花等。

只有肝的气血充足，眼睛才有神。补肝必须多食用青色的食物。例如用青色的橘子或柠檬，连皮做成青橘果汁或是青柠檬水，直接饮用就好。

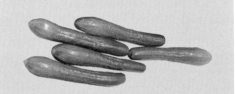

酸味——促进矿物质吸收，富含维生素C

酸味入肝，养肝应该吃一些酸味食物，如西红柿、酸奶、山楂、醋、苹果、柠檬、沙棘果等。这些食物中的酸味主要来自于柠檬酸、苹果酸等有机酸，这些天然的酸性物质能促进矿物质（比如铁等）的吸收。同一种水果，味道酸的一般维生素C含量更高，维生素也更稳定。

不过，由于春季肝气旺盛，养肝不可吃太多的酸味食物，太多酸味食物会导致肝气过盛，影响人体健康。

★ 黄色、甘味入脾——吃出强健好身体

黄色——保护肠道，壮骨强筋

黄色对应的是人体的脾脏。很多黄色食物对人的身体很好，当人体摄入黄色食物后，营养物质一般会集中在脾胃区域，利于脾胃吸收。黄色食物主要有黄豆、南瓜、橘子、玉米、香蕉、菊花、地瓜等。

口唇是脾的外应，只有脾气足，口唇才会红润丰满。想要拥有水润红唇，女性要多吃新鲜的黄色食物。

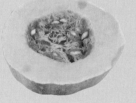

甘味——补气血，缓解肌肉紧张，解毒

人的脾脏需要甘味食物的濡养，甘味食物有补气血、消除肌肉紧张以及解毒的功效。甘味的食物有大米、小米、糯米、高粱、豇豆、扁豆、黄豆、甘蓝、菠菜、胡萝卜、芋头、红薯、土豆、南瓜、黑木耳、香菇、桂圆、栗子等。

女性春季多吃甘味食物，可以滋养脾脏，同时对美白也有帮助。

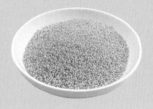

★ 白色、辛味入肺——吃出健康好气色

白色——润肺去燥、补脑强心

　　白色对应肺，要想气色好，可常食白色的食物。白色食物有白萝卜、白菜、圆白菜、菜花、银耳、甘蔗、梨、薏苡仁、牛奶、山药、茯苓、白芝麻、百合、白芍等。女性常吃白色食物可以润肺去燥，把肺养好了，面色自然红润。

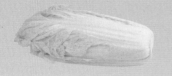

辛味——调理气血，疏通经络，保护血管

　　辛味入肺，具有发散的功效。常见的辛味食物有姜、大蒜、白萝卜、陈皮、佛手、胡椒、辣椒、韭菜、酒等。女性适量吃辛味食物，可益气行血，拥有好气色。

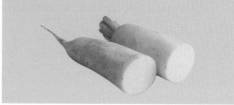

★ 黑色、咸味入肾——吃出不老童颜

黑色——乌发，抗衰

　　黑色对应的是人体的肾脏，女性养肾可以多吃黑色食物。黑色食物有黑芝麻、黑木耳、黑豆、香菇、黑米、黑荞麦等。例如，黑芝麻富含对人体有益的不饱和脂肪酸，其维生素 E 的含量也较高，能够清除人体内的自由基，具有良好的抗氧化功效。吃黑芝麻还有助于治疗消化不良，对治疗白发也有一定作用。黑豆富含优质蛋白、B 族维生素和维生素 E，还含有维生素 B_2、黑色素等，女性常吃黑豆可防老抗衰、增强活力、美容养颜。

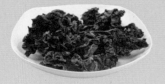

咸味——益肾，健美皮肤

　　咸味食物有软坚散结的作用，中医认为，咸味入肾，可使肾气充足。肾为先天之本，肾气充足则皮肤健美。常见的咸味食物有海带、海参、紫菜、猪肾、盐、带鱼等。耳朵是肾的外应，肾气充足，耳朵才会廓充皮润；肾气不足，耳朵会干而无光泽。但是咸味食物不可吃得太多，否则伤肾，因此要根据身体的情况食用。

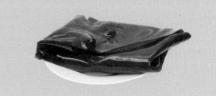

　　人体是一个统一的有机体，五脏与五味五色是相生相克的关系。不同颜色、不同性味的食物与人体的五脏六腑有着阴阳调和的关系，合理地搭配饮食，可为女人的美丽不断加分。

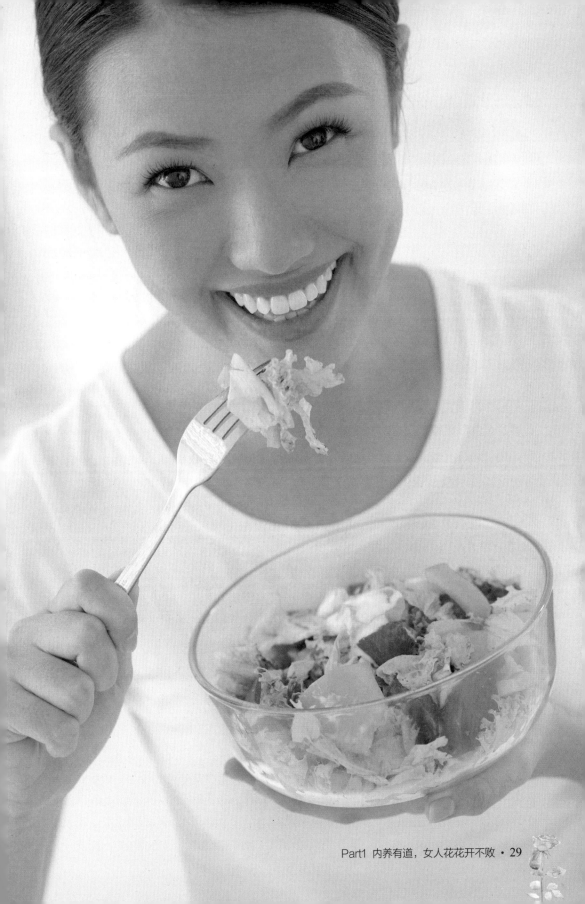

疏经通络，容颜就不会随岁月而缩水

经络是运行气血、联系脏腑和体表及全身各部的通道，是人体功能的调控系统。经络不通，气血的运行受阻，人的身体就会出现问题，就会在皮肤上显示出来：暗沉、色斑、皱纹……总之，各种肌肤问题不请自来。

正如《黄帝内经》中所说："经脉者，所以能决死生，处百病，调虚实，不可不通。"因此，只有保持经络通畅，我们的身体才能保持正常的工作状态。经络通畅，血气运行顺畅，气色自然就好了，人也就变得更加美丽了。

★ 扔掉你的瓶瓶罐罐，通经疏络就能美

疏通经络有很多切实可行的方法，如按摩、艾灸、拔罐等，这些都是不错的选择，它们能最大限度地调动和发掘人体的潜能，将所有使人"不愉快"的"敌人"杀于无形。

就拿面部来说，如果你能打通面部的经络，美容效果会比用化妆品好得多。面部的表情丰富，经络筋腱纵横交错，历经的风雨沧桑全都刻写在脸上，俗语说："人老脸先老。"要做个漂亮女人，不妨按摩按摩脸部，适当的按摩可促进气血、经络的畅通，加速角质层脱落细胞的清除，滋润干性皮肤，清洁油性肌肤。

早在《诸病源候论》中就有"两手相摩令热，以熨目三行，以指抑目左右，有神光，令目明"之说。按摩睛明、攒竹、鱼腰、丝竹空、太阳、承泣、瞳子髎、印堂等穴位，除了有明目的作用外，还可以补益脏腑，运行气血，调理皮肤，减少皱纹的产生。

女性还可以通过以下动作来达到疏经通络、活血行瘀的目的：站在一张桌子前，两足并拢，两腿直立，身体放松，两臂自然下垂，手指并拢；随后双手平掌按住桌子，顺势将两脚跟向上提起，稍作停顿，将两脚跟下落着地。每天坚持练习十数次即可。这是八段锦功的最后一式，叫做"背后七颠百病消"，其作用在于使血脉通畅，气血充足。

养好经络，你不必依赖美容医生，更不必依赖各种昂贵的化妆品，就可以实现健康和美丽。

★ 任脉是女人的大脉，要着重保养

对于女性来说，养好经络，就是养阴。女性本来就是属阴的，阴柔的女人才更美。养阴有一个很简便的方法——养好任脉，任脉运行的路线和人体的生殖系统相对应，从会阴出来，沿着腹部和胸部正中线上行至下巴，与女性经、带、胎、产等关系密切，是女性一生的保护神。

女性养颜重在养血，"气血冲和，百病不生"。任脉主管全身之血。由于面部口唇是任脉的循行之处，所以任脉气血的盛衰直接关系到面色的荣枯。女性"以血为本"，只有气血充盈，头发才能亮泽，肌肤、面容才会靓丽、姣好。

如果任脉阻滞不通，就会气血失养，引起闭经、带下色白、腹胀疼痛有积块、宫寒不孕等。经常刺激揉按这条经络上的穴位，就会对阴经气血起到很好的调节作用。不仅可以养颜健美，还可调理月经，促使女性的生殖系统保持良好的状态。

保养任脉的小技巧

按揉会阴

经常按摩会阴，就可以起到疏通经络、滋阴补肾的作用。在按压时，要逐渐加大力度，最好能平稳和缓地抵达穴位深处。可以持续按压 30~60 秒，正反方向各揉动 30~50 次。这种方法可以培补女人的元气，调理阴阳，促进阴阳平衡，养容驻颜的效果非常好。

按揉中脘、气海、关元

保养任脉时，还可常按揉任脉上的其他重要穴位，如选取任脉上的中脘、气海、关元 3 个穴位，每天用中指指腹按揉这 3 个穴位约 5 分钟，直到有轻微的麻胀感为宜。此外，还可用艾条温灸以上穴位，每次灸 10~15 分钟即可。这些方法都能很好地保养女性生殖系统。

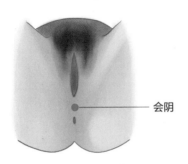

● —— 会阴

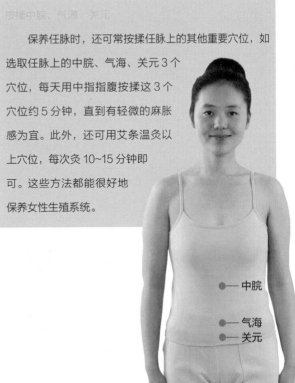

● —— 中脘

● —— 气海
● —— 关元

分步骤调理，让失调的阴阳回归平衡

女性阴阳失衡，会导致身体气血不和，出现各种内分泌失调的症状，比如脸上长斑、长痘等。阴阳失衡还会导致脏腑、经络失常，致使寒热疾病发生。女性一旦出现阴阳失衡，就要及时进行调理。

★ 三段食疗方平衡阴阳

《黄帝内经》中说"治病必求于本"，这个本就是阴阳。中医养生的方法很多，但是不管采用什么方法，目的都是使身体的阴阳平衡，调理好阴阳才能从根本上解决各种问题。

气为阳，血为阴。女性的气血同月亮圆缺一样，随身体阴阳的消长，一个月出现一次盈亏。如果女性的气血发生紊乱，就会出现气滞血瘀，这种瘀血停留在哪里，哪里就会出现疾病。可以分成三段进行调养。在月经过后的阶段以药膳养阴；在月经前的阶段在药膳养阴的基础上养阳；在月经期间，可以进行活血化瘀的调理。

第一段	第二段	第三段
月经结束后，由于阴血大量流出，身体呈阴虚状态，调理时就要滋阴养血。 　　以食疗药膳调养为主。中医认为猪肉最能滋阴，可以以猪肉煲汤，并放点熟地、阿胶、当归。可取熟地 9 克，阿胶 5 克，当归 3 克，猪肉、蔬菜适量，盐、香油、味精适量。在锅内注入适量清水，将熟地、阿胶、当归洗净后，与切好的猪肉片一起，放入锅中煮熟，再放入蔬菜烧开，加入调料即可。每日佐餐，随意食用。	排卵期后阳气开始生发，女性身体由阴转阳。 　　此时就要在滋阴的基础上，加些补阳的菟丝子、巴戟天等药物，以促进阳气生发，使基础体温开始升高。 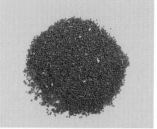	到了月经期，开始排出阴血。此时调理的重点是活血化瘀，帮助身体排出瘀血。此时，除可增加些补血的食物，如胡萝卜、菠菜、红枣、猪肝等；也可以服用一些补气养血的药膳，如黄芪炖乌鸡、阿胶大枣粥等。黄褐斑就是瘀血的外在体现，气血畅通，黄褐斑就消失了。 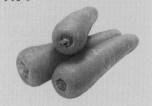

三段法食疗就是借助女性身体本身的阴阳变化，先进行滋补，然后在月经期活血化瘀，使身体更加健康，气色更加红润。

★ 五步法调理紊乱的内分泌

无论在青春期还是更年期，女性的身体都很容易发生阴阳失衡，导致各种内分泌失调类疾病，出现脾气急躁、肥胖、乳房胀痛、乳腺增生、不孕、早衰等症状。所以女性平时要注意调整心态，安排好自己的生活。做到以下五步，能使失调的阴阳回到平衡状态。

第一步：顺应四时

人体的精神活动、作息起居、饮食等，要顺应季节的变化。"春夏养阳，秋冬养阴"，要遵循自然，春夏之时保养阳气，秋冬之时保养阴气。起居要与天地和谐，做到春夏"夜卧早起"，秋季"早卧早起"，冬季"早卧晚起"。切忌熬夜，以免导致激素分泌失衡甚至不足而引发各种疾病。平时还要注意休息，劳逸结合。

第二步：调节情绪

女人过度的情绪变化会影响体内的各项生理活动，给身体健康带来不利影响。女性情志的变化会使阴阳气血失调、紊乱，导致多种疾病，如月经失调、高血压、心脏病等。因此，保持良好的情绪，是调节好内分泌的重要一步。

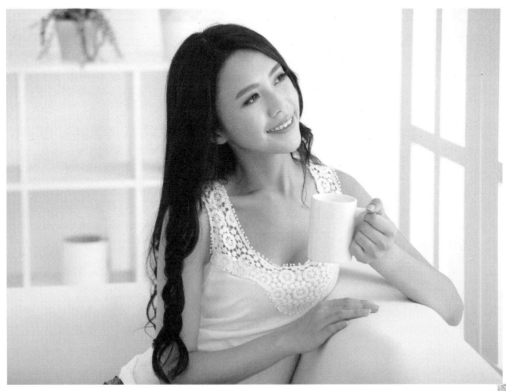

第三步：调节饮食

在紧张、忙碌的生活状态下，女性的内分泌很容易失调，这样就使得身体的免疫力下降。维生素 E 对调理内分泌有重要作用。可常吃些核桃仁、芝麻、花生及其他含维生素 E 丰富的干果，或请医生指导，服用药物维生素 E。

第四步：运动调理

为了让身体出汗，除了每天坚持 0.5~1 小时的小规模锻炼之外，每周至少还要坚持比这时间稍长一点、规模更大一点、出汗量更多一点的体育运动，这样才能让身体更好地排毒，促进血液循环，使内分泌失调得以缓解。有氧运动更有助于健康，可帮助消耗热量、减轻体重，还可将氧气带到全身各部位，提升新陈代谢率、有效燃烧脂肪，效果会持续数小时之久。

第五步：中药调养

女性阴阳失衡，不管是阴虚还是阳虚，都可以用中药纠正阴阳的偏盛或偏衰。传统中药能从根本上调理内分泌，令气血通畅，使气血滋养全身，消除体内的瘀积，促进血液循环，由内而外全面调理，最终恢复气血和阴阳平衡，使内分泌有条不紊。

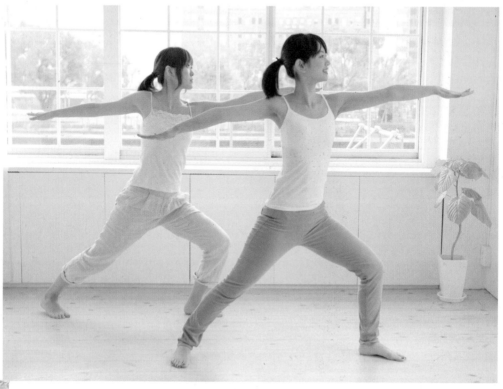

花草中蕴藏的内养密码

花草美丽芬芳，能给人带来视觉和嗅觉的极大享受，但是很多女性可能不知道花草的另外一个功用——美容。在《红楼梦》中，大观园里的小姐和丫头不喜欢用市面上的胭脂水粉，而都喜欢从玫瑰花、桃花、荷花、茉莉花等鲜花中采集花瓣、花粉制成香脂使用，简直是崇尚天然护肤的典范。中医认为，桃花有润肤、美白的功效；玫瑰花可以消除忧虑、美容养颜；荷花能够宁心安神、增白清热……美丽的花花草草中，也藏着让女性美丽的密码。

★ 小花草，大功效

很多常见的草本植物都具有美容功效，如人参可驻颜抗衰老；当归可改善肤色；龙胆草美白效果特别好；薏苡仁嫩白肌肤信得过；灵芝堪称美容仙草……草本植物美容效果持久、几乎没有毒副作用的优点让任何化妆品都望尘莫及。许多古代美女热衷于用牡丹、芍药、玫瑰、菊花、艾叶、益母草等草本植物来美颜，使肌肤宛如白雪般晶莹剔透，纹理细腻。

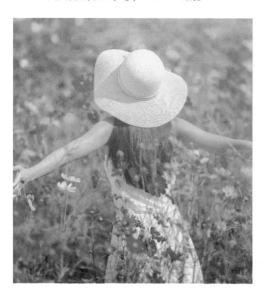

★ 花草食材是女人的美丽法宝

女人最经典的饮品是花，古人有"上品饮茶，极品饮花"的说法，现代更有"男人品茶，女人饮花"的流行时尚。常喝鲜花茶，可调节神经，促进新陈代谢，增强机体免疫力，而且许多鲜花可有效地淡化脸上的斑点，抑制脸上的暗疮，延缓皮肤衰老。

花卉富含多种营养，适当食用可令皮肤滋润、光滑细腻、富有弹性。杨贵妃就经常食用牡丹花、玫瑰花、菊花、洛神花等。爱美的女性，可以根据自己的身体状况和偏好，精心选择各种美丽的花卉。

★ "花"养女人具有三大特点

花草美容副作用小

我们经常可以看到有些化妆品上标有"如有不适请停止使用""过敏者慎用"等字样。一般而言，化妆品中含有大量的化学成分，容易引起不良反应。而通过鲜花来美容，或吃或抹，既能减少像化妆品那样导致皮肤过敏的状况，又简便易学、廉价实用。

花草是从根本上来达到美容效果的

花草是通过调节人体内的阴阳平衡、调理脏腑、保养气血等来达到美容效果的。一个人从花草中摄取足够的营养，使脏腑顺安、气血旺盛，才会使皮肤光滑柔嫩、富有弹性、色泽红润。就如同鲜花需要阳光、空气、水和肥沃的土壤一样，善于给自己补充营养的女人才能有活力，才能真正由内而外地美丽。

花草美容可以受益一生

通过花草美容虽不能立竿见影，但从长远来看可以让人受益一生。每个人都不能童颜永驻，衰老只是或早或晚的事情，花草则可以让衰老来得更晚一些。

花草美容，是一种既经济又有效的美容魔法，领会花草的魔力后，肯定能够爱上它们。

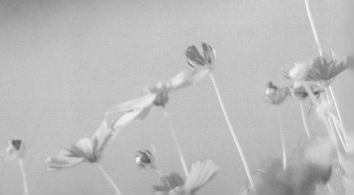

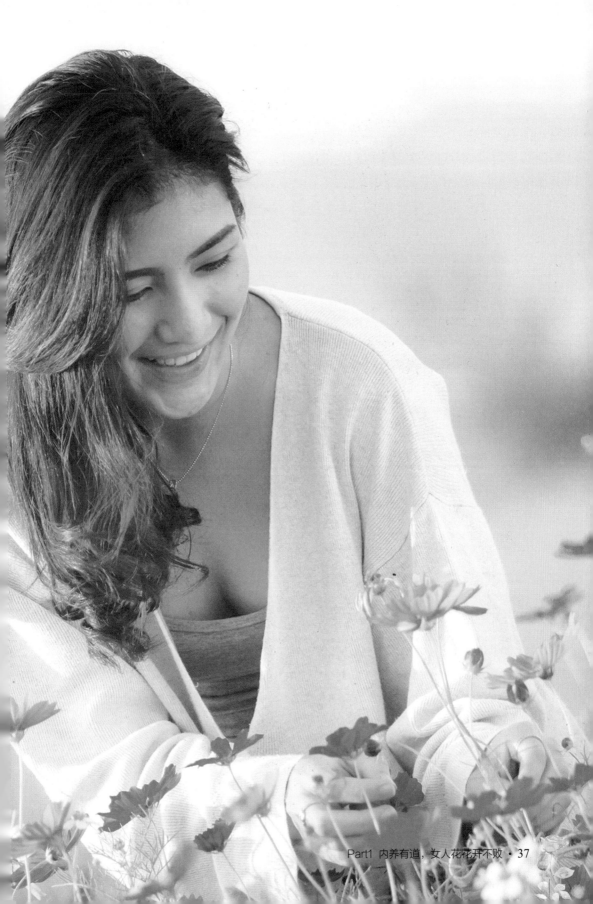

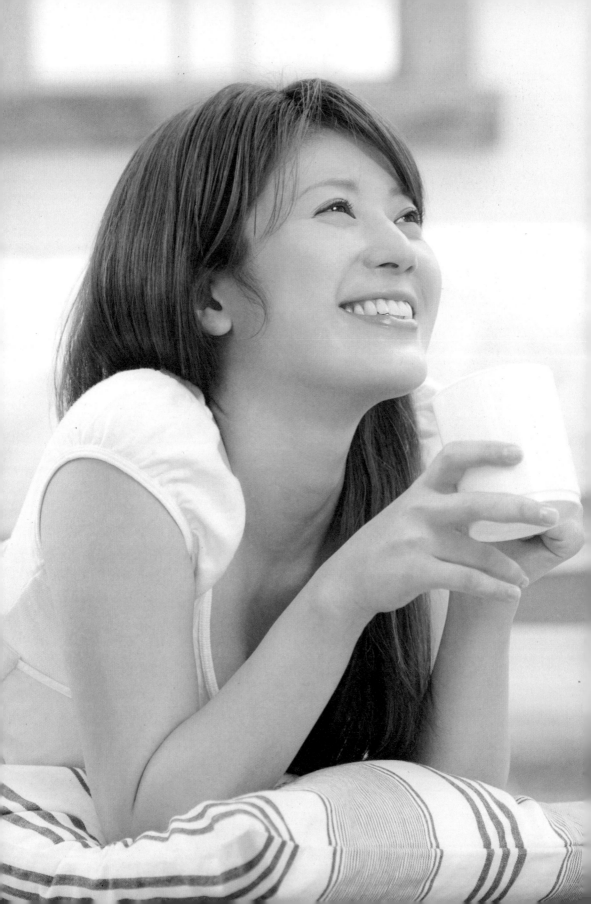

Part 2

调节脏腑，养于内才能美于外

如果女人的脏腑功能失调，

必然会引起机体失衡，

日积月累，就会导致机体发生病变。

体现于面部，就是面色憔悴，

出现皱纹及各种皮肤问题。

所以，要想皮肤有活力，

首先就要调理好五脏六腑。

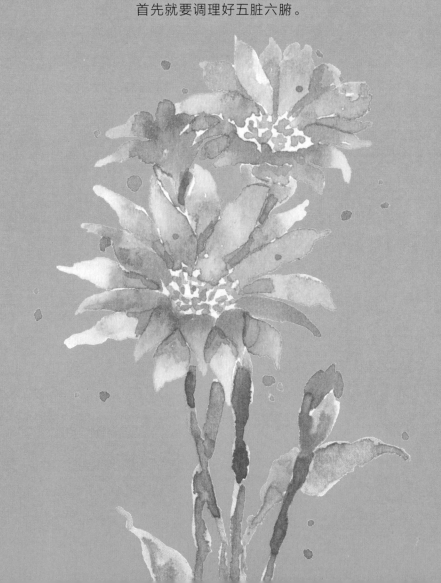

五脏和谐，阴阳平衡

五脏是指心、肝、脾、肺、肾，主要功能是化生和贮藏精气。精气是充养脏腑、维持生命活动不可缺少的营养物质，包括气、血、津液。这些营养物质构成了人体的根本。

养血养心，心身安乐

女性要想面色好，就必须养血养心，养心是女性一生的必修课。

★ 女人时刻都要注意情志调和

七情是指喜、怒、忧、思、悲、恐、惊。女人保持心善、心定，才会心身安乐。正常的七情有益于女人身心健康。

《黄帝内经》认为，形生神而寓神，神能驾驭形体，形神统一，才能抵制各种身心疾病的干扰而尽享天年。情志过度失控，会伤及脏腑气机，发生各种疾病。"怒伤肝，喜伤心，思伤脾，悲伤肺，恐伤肾"。情志调和才能容颜秀美，心情愉快才会身心健康。

如果情志失和、心事重重，时间长了就会导致人体阴阳失衡，引发各种疾病。一个生病的人，如果神气充盛、心态乐观，那么无论患了什么病，都容易治愈。如果心情总是抑郁、哀怨，神气萎顿，就算患病很轻，也很难康复。

★ 女人养心可多吃含铁食物

女人要调养好心脏，可以多吃一些养血养心的食物。补心先补铁，铁是造血的主要原料之一，富含铁的食物有小米、大米、猪瘦肉、牛肉、羊肉、猪肝、鸡肉、牛奶、猪心、鸡蛋、鹌鹑、芹菜、油菜、菠菜、黄豆、菜花、白萝卜、胡萝卜、海带、黑木耳、香菇、蚕豆、大枣、桑葚、葡萄和桂圆肉等。

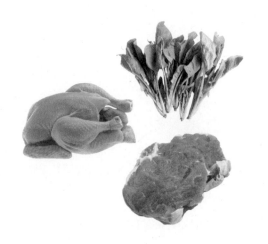

女性以肝为天

任性是女性的特权，大部分女性总是喜欢发个小脾气，殊不知，生气会让女人的容颜中毒。生气，不但影响别人的情绪，也会伤了自己的肝，令肝气郁结，由此导致面黄肌瘦、痘痘不止。此外，熬夜、睡眠不足、心烦气躁、饮食不规律和不科学，都会引发肝脏疾病。

★ 让情绪一直沐浴在阳光中

"女子以肝为天"，肝藏血，主疏泄。肝在五行中属木，大家都知道，自然界的树木都喜欢舒畅、升发，肝也是如此。所以，一切妨碍舒畅、升发的因素都会损害肝。比如生活在狭小阴暗的屋子里，长期生活在比较压抑的环境下，或者长期精神抑郁、大怒等，都会伤肝。

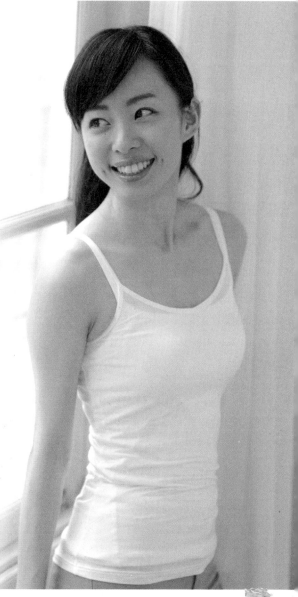

女人每月失一次血，总是血亏。血虚会影响肝功能，因此，女性月经来潮前后往往会莫名地焦躁、上火。有时候没缘由地心情郁闷，看谁都不顺眼，就像一颗随时要引爆的"炸弹"，让人感觉不可理喻。如果郁闷过度，就会导致月经不调或是不孕，所以女人无论如何都必须学会为自己解郁，养好自己的肝。

善于养肝，才能时刻保持美丽的容颜、优雅的体态，肝气顺了，怒气没了，身边的人才会少受伤害。温柔的女人才最娇艳美丽。

★ 女性养肝三法

调节经络

1. 睡觉。夜间23点～凌晨1点，是肝气最为畅通的时候。这时候人应该处于熟睡状态。

2. 因情志不畅、肝气郁结而长斑的女性可以直接用手掌按摩肝脏部位或两肋。按摩的时候力度要大些，可以以打圈的方式进行。每次10分钟，每周3次。

3. 揉穴位、经络。平时容易生气、着急，脾气急躁的女性可以每天坚持按摩太冲穴约5分钟，直至有明显酸胀感，坚持1个月即可感觉明显的好转。

饮食调养

养肝要多吃蛋类、瘦肉、鱼类、豆制品、牛奶等，它们不仅能够提供肝脏所需的营养，还有助于肝细胞的再生和修复。

春季是最适合养肝的季节，应多吃一些温补阳气的食物，如葱、蒜、韭菜等，菠菜舒肝养血，宜常吃。大枣性平味甘，养肝健脾，可常吃、多吃。

注重精神调摄

养肝要重视精神调养，注意心理卫生，保持健康的心态，不可过度思虑，日夜忧愁。

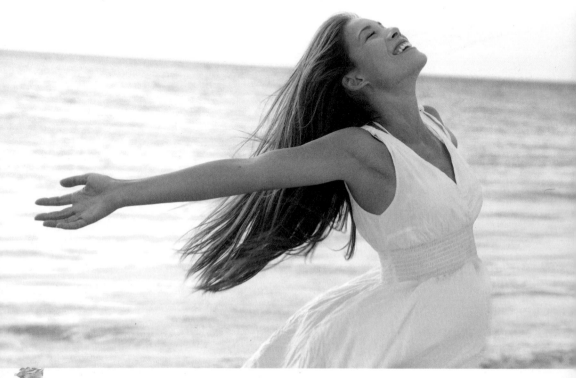

养血保肝——大蒜猪肝汤

材料：猪肝250克，青蒜200克，淀粉适量。

做法：猪肝去筋膜切薄片，以淀粉调匀；青蒜洗净切段。二者共入沸水锅内，煮至猪肝熟透。

适宜人群：适合患有脂肪肝的女性食用。

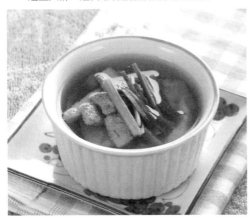

养肝明目——玉竹合欢枣麦粥

材料：大枣10个，玉竹6克，合欢花5克，冰糖10克，小麦15克，粳米50克。

做法：玉竹与合欢花水煎取汁，药汁与其他材料放入砂锅，文火煨粥。

适宜人群：本粥特别适合患有经前期综合征的女性食用。

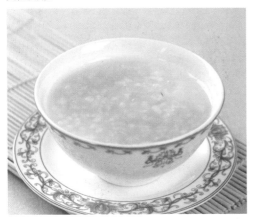

提高肝脏抵抗力——黄芪红枣汤

材料：黄芪9克，红枣10个，白糖适量。

做法：黄芪、红枣加水煎，再调入白糖即可。

适宜人群：饮汤吃枣，每日1次。尤其适合抵抗力低下的乙肝病毒携带者经常食用。

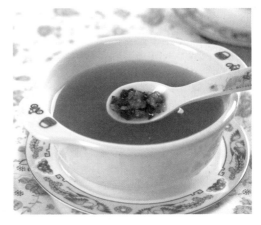

滋补肝虚——丹参黄豆汤

材料：丹参5克，黄豆50克，蜂蜜适量。

做法：将黄豆洗净，用凉水浸泡1小时，捞出。在锅中加入适量水，放入黄豆和丹参一起煲汤。煲至黄豆熟烂，将丹参拣出，加适量蜂蜜调匀即可食用。

适宜人群：该汤适合患有脂肪肝的女性饮用，也适合肝虚的女性食用。

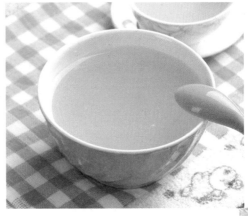

养脾养出女人的好气色

当女人出现脾脏功能失调时，可能再高级的彩妆都难掩其憔悴之态。因此，要想养颜美容，首先应增强脾脏的生理功能。

★ 黄脸婆，身材走形，可能都是脾虚惹的祸

过了35岁，女性的肌肉会不同程度地失去弹性，皮肤失去光泽，一些女性逐渐变成"黄脸婆"，并开始变得"垂臀平乳"。引起这些改变的根源在于脾气，是脾气虚了。

你也许会把脾气虚理解为消化不好。事实上，中医说的脾气，包括了关乎身体健康的许多关键环节和器官。脾气虚涉及的范围远不止消化方面的问题。脾虚有以下表现：

食后困倦

许多女性吃完饭后感觉困倦难耐，坐在桌边就能睡着，这在俗语里叫"醉饭"，就是因为脾气虚。吃饭后，脾气全部用在消化食物上了，没有余力"升清降浊"，因而饭后的大脑处于一片混沌中。

肌肉无力

脾气虚还有一个表现，就是肌肉没力气。肌肉归脾气所管，脾气充足，肌肉才能壮硕有力，走路才有劲儿。脾气虚的女性，因为脾气无力供养肌肉，无力支配肌肉，所以走路总是慢悠悠的，走快了就会上气不接下气。

大便不畅

"拉得快"是健康人的重要标志。年轻女性大便时间也较短，可以速战速决，这些女性一般脾气比较足。

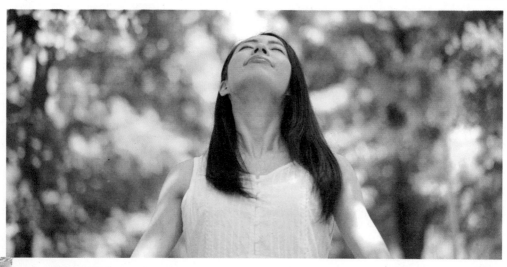

★ 自我判断是否脾虚

怎样才能知道自己是不是脾虚呢？从下面这些表现就可以看出来：

1.脾虚的女性大多不愿说笑，也更容易精神抑郁。

2.脾虚会使心脏和大脑的供血不足，吃饱饭就累。要么吃得很多，身体过于虚胖，感到湿重、乏力，不愿意运动；要么身体过瘦，平胸垂臀、不想吃饭，感觉没有胃口。

3.出现贫血、头晕、头沉等症状，怕冷又怕热，白带增多，来月经的时间也很长。

4.女性脾虚还容易引起泌尿系统感染、尿失禁、大便不成形等症状。

★ 脾虚女性的有所为、有所不为

饮食不节、情志不和、劳逸失调，或者湿邪久居，都会损伤脾气，引起脾功能虚衰、生化之源不足。

1.女性脾虚患者要注意情志畅通，不能过度用脑。要有良好的心态，更不能过度思虑忧伤，要注意劳逸结合。

2.尽量少吃雪糕、梨、螃蟹等寒凉的食物，饮食主要以好消化、容易吸收的暖胃食物为主，这样对脾的功能有帮助。

3.因脾虚导致平胸的女性要注意，想要丰胸，首先就要养好脾，可以多吃山药、南瓜、大枣、土豆等健脾食物。

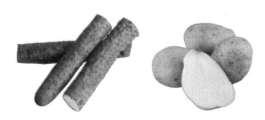

★ 脾虚女性的保养之道

健脾

补脾、健脾的常见食物有山药、榛子、牛肉、葡萄、大枣等。可选用各种药粥健脾祛湿，如莲子、白扁豆、薏苡仁粥，或银耳、百合、糯米粥，山药、土茯苓、炒焦粳米粥等。

醒脾

取生蒜泥10克，以糖、醋各少许拌食，不仅有醒脾健胃之功，而且还可以预防肠道疾病。也可取山楂条20克、生姜丝50克，以糖、醋各少许拌食，有醒脾健胃的作用。

暖脾

食生冷过多则容易寒积脾胃，影响日后的消化功能。对这种情况，可用较厚的纱布袋，内装炒热的食盐100克，置于脐上三横指处，有温中散寒止痛之功。

肺气足，皮肤好

"肺主皮毛"，人体通过肺气的宣发和肃降，使气血津液得以布散全身。肺气足的女性，皮肤也滋润光滑、富有弹性。如果肺功能失常，肌肤就会干燥无光泽、憔悴苍白。所以女人要养好肺，皮肤才能光泽靓丽。

如果痘痘长在右脸颊，表示肺中有热或有炎症。肺热型痘痘多呈丘疹状，往往还伴有咳嗽、咽痒、咽痛、有痰等，是肺火蕴热、肺气不宣造成的。

如果遇到这种情况，首先要调整好自己的情绪，平心静气才有利于清除肺火。其次要注意调整饮食，滋补润肺以降肺火。润肺的食物首选百合，性甘微苦，清心安神，还能止咳。

肺气虚的女性要在秋季调理好肺气，进入冬季后，更要心情平和、舒畅，千万不要忧虑过度、伤及肺气，这样就可以最大限度避免皮肤出现问题。

此外，要想皮肤红润可爱，就要让肌肤喝足水。在饮食上也不要太油腻，多吃些清热生津、滋阴养肺的食物，如鸭肉、泥鳅、芝麻、核桃、百合、糯米、蜂蜜、牛奶、银耳、红枣、山药、白果、梨、莲子、甘蔗等。还可多食清润甘酸的水果，比如柚子、苹果、山楂等，以益于收敛肺气。

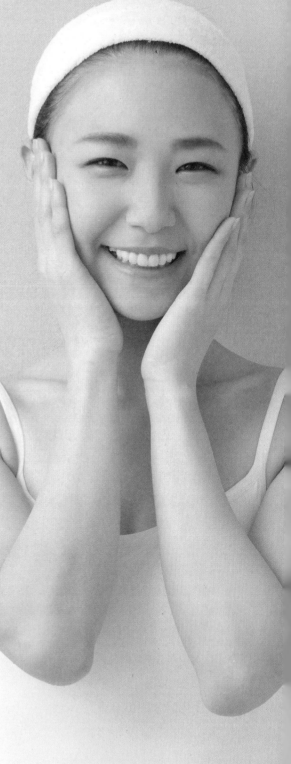

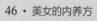

养肾就是留住青春

肾中精气充足的女性，通常面色红润，齿固发黑，耳聪目明，记忆力好，反应敏捷，性功能正常。如果女人肾中精气不足，就会出现头发稀疏、腰膝酸软、视物昏花、记忆力下降、性功能减退等早衰现象。所以保养好肾，就能保持女性的活力，延缓衰老。

可以说，肾是人体的健康美丽之源，女人的一生要经历月经、怀孕、生产、哺乳，这些都需要以肾精、阴血为用，可见女性的精血之气极易损耗、缺失，要想青春重现，补肾不可轻视。

补肾有很多途径，首先是食补。我们提倡多吃黑色食品，例如黑豆、黑芝麻、黑米等。这是因为中医五行理论认为，五色配五脏，而黑色入肾，多有补肾的功效。其次，坚持按摩，能使女性肾气旺盛，精力充沛，阴阳平衡。

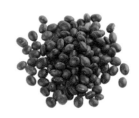

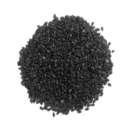

叩齿、提肛

每日晨起叩齿 100 次，舌舔上腭、舌下及齿龈，含津液满口，频频咽下，意送丹田，然后吸气，同时将肛门收紧，呼气时放松，连续做 50 次。每日坚持，有固齿益精、补肾壮腰的作用，还能预防性功能衰退。

揉会阴穴

会阴是人体任脉的要穴，位于肛门和生殖器之间的凹陷处，正反方向各揉按 30~50 次，可以培补元气，调理阴阳，久练可疏通经络，滋阴补肾，对女性子宫疾患有良好的防治功效。

按摩乳房

两手同时按摩乳房，顺时针、逆时针各30~50 次。此法有培补元气、促进阴阳平衡的功效，还可提高免疫功能，促进性功能，延缓衰老。

按摩下肢和涌泉穴

双手搓热，双手掌从趾根过脚心，沿踝关节至三阴交穴，往返摩擦 20~30 次，然后意守涌泉穴，分别搓双脚涌泉穴各 100 次。

六腑通畅，功能协调

六腑是胆、胃、小肠、大肠、膀胱、三焦的总称。"六腑以通为用，以降为顺"，每一腑都要适时排空内容之水谷、残渣及废液，才能保持六腑通畅、功能协调。

保养膀胱，打通美丽通道

膀胱是人体最大的排泄通道，是储存和排泄尿液的主要器官。《素问·灵兰秘典论》说："膀胱者，州都之官，津液藏焉，气化则能出矣。"膀胱与肾精气相通，膀胱的排尿功能，全赖于肾的气化功能。如果膀胱出现异常变化，就会表现为尿频、尿急、尿痛；或小便不利，尿有余沥，甚至尿闭；或遗尿、小便失禁等。

很多人在冬夜里就寝后因怕冷而长时间憋尿，这样会使膀胱内的尿液越积越多，含有细菌和有毒物质的尿液不能及时排出，很容易引起膀胱炎、尿道炎等疾病。严重时，尿路感染还会向上蔓延至肾脏引起肾炎。因此，千万不要养成憋尿的坏习惯。膀胱所属的足太阳膀胱经脉，可以使膀胱发挥"存津储液"的作用。如果脏腑液体过分排出，导致血液浓度过高，血液黏稠，这时很容易出现血脂高、血糖高、血压高、口渴、尿多、

便秘等症状，皮肤也会缺少水分，出现干燥、脱皮甚至皲裂。如果膀胱的气化功能失常，水液不能顺利排出体外，身体就会因水分过多而水肿。

膀胱的气化功能对肾的功能正常与否非常重要，膀胱的气化功能正常了，肾的精气就足，美丽就有了最根本的保障。所以，保养膀胱对养生养颜也至关重要。

多喝水能让身体里的废物垃圾及时排出体外，保持"管道"的通畅，避免体内废物大量堆积而致肾脏和膀胱发生病变。喝水应该以白开水为主，或是淡茶。饮料、啤酒、咖啡等不适宜做"膀胱清洗剂"，因为这些东西表面上看起来具有一定的利尿作用，实际上却增加了肾脏、膀胱的负担。

打通膀胱经的方法很简单，敲打法、捏脊法、刮痧法、拔罐法等均可以使用。

肝胆相照，养胆让女人美得大气

"胆者，中正之官，决断出焉。"胆，相当于人体的法制系统，正是由于这个中正的法制系统的存在，才能使人的决断力发挥出来。因为肝胆互为表里，只有肝的疏泄正常，胆汁才能充盈。中医认为，肝应春气，所以春天宜于养肝胆。

有两种性格的人比较容易在胆上出问题，我们要针对不同的性格，选择适合的调理方法。

★ 肝火旺盛的人需要降燥

这种人常常遇火就着，肝火上冲、脾气火爆，很容易和人争吵、抬杠。这样的人需要制怒、降燥，尽可能舒缓情绪，多去大自然中散心，平时养些花草鱼虫，听听音乐，读读书，在专注的欣赏中陶冶情操，疏泄过盛的肝火。还要注意多吃酸、苦的食物，配合情志养生。

★ 肝气郁结的人需要疏泄

这种人比较内向，经常郁闷、压抑，遇事闷在肚子里，不喜欢与人交流，情志难以抒发。这种性格的人需要多与人沟通交流，发泄不良情绪。内向的人还可以通过运动，改善郁闷的情绪，比如爬山、踢球、练练单双杠、举哑铃等。尤其要多去大自然中听听虫唱鸟鸣，让蓝天白云和飞翔的小鸟带走所有的苦闷和抑郁，使肝气得到舒解。通过情志养生可以预防许多肝胆疾病。

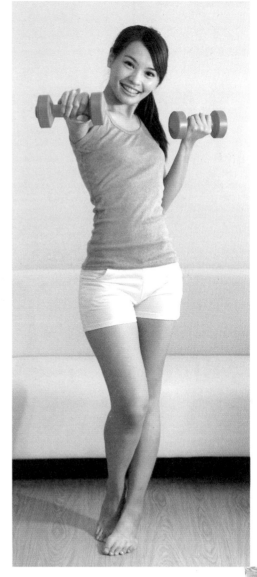

★ 养胆的饮食宜忌

胆道疾病与饮食有着密切的关系，所以养胆要注意饮食。

大量饮水

预防胆结石最有效的办法，就是大量饮水。胆汁稀释了，就不易形成胆结石。在胆结石形成的初期，大量饮水能将胆结石前期的物质，或小的胆结石冲入胃肠，进而排泄出去。

饮食清淡

要少吃或不吃油炸食品和浓腻的肉汤等。

食物易消化

容易消化的食物，如面食、豆浆、玉米粥、蛋类、菠菜、小白菜等，油性较小，能减轻胆囊和消化器官的负担，避免胆囊紧缩、胆汁分泌增多。

定时进餐

人体有生物钟，所以进餐时间要有规律，餐间不吃零食，以防胆囊不断受刺激，增加胆囊的收缩和胆汁分泌。

饮食不过饱

饮食过饱也会使胆囊过度收缩，胆汁分泌增多就会增加胆囊的负担。

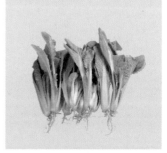

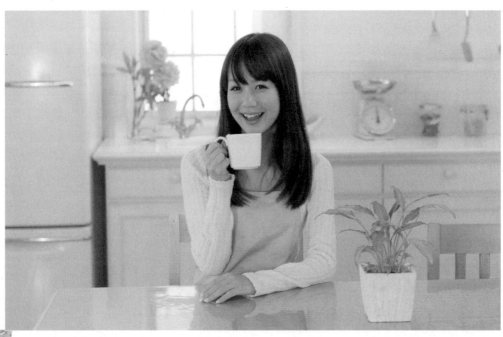

三焦是女人美丽的交通要道

三焦是将躯干划分为三个部位，横膈以上为上焦，包括心、肺；横膈至脐为中焦，包括肝、胆、脾、胃；脐下为下焦，包括肾、大肠、小肠、膀胱等。三焦是身体通行元气和水液运行之道，人体的气血津液通过三焦才能上下贯通、滋养全身。三焦通畅、气血流通，是女性美丽健康最好的保障。

★ 三焦的火毒这样清

三焦火毒	表现	治疗措施
上焦之火	口唇干燥、口中生疮、目赤肿痛、耳鸣	应在医师的指导下，服用牛黄解毒丸、黄连上清丸等中成药进行调理
中焦之火	口舌生疮、口臭、口苦、食不知饱、呃气上逆，或是脘腹胀满、不思饮食	应在医师的指导下，服用栀子金花丸、牛黄清胃丸、清胃黄连丸、清胃散等
下焦之火	大便干结、小便短少、尿色黄赤、混浊有味、阴部瘙痒、白带增多	应在医师的指导下，服用当归龙荟丸、夏枯草胶囊、龙胆泻肝丸等调治

★ 刺激三焦可减少鱼尾纹

三焦经的终止点是丝竹空穴，位于眉梢凹陷处，这里恰好是女性容易长鱼尾纹的地方，而且这个地方也最易长斑。经常刺激三焦经，便可防止长斑，减少鱼尾纹的生成。

更年期的女性更要多多重视三焦经。由于这条经脉围绕耳朵转了大半圈，困扰更年期女性的耳部疾患，比如耳鸣、耳聋、耳痛等，都可以通过刺激三焦经来治疗。

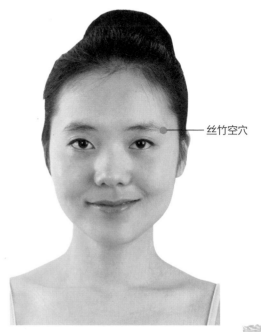

丝竹空穴

★ 调理三焦经可以美容

三焦经是人体的一条重要美容经。中医讲，气行则血运。生气时，气郁一旦发不出去，血行也会瘀滞以致形成瘀血，人的脸色就会变得黯淡，严重的还会长斑、出现黑眼圈。三焦经是气运行的通道，要行气首先要畅通三焦经。有些女性在更年期时，经常会莫名其妙地生气，同时伴有胸闷的症状。如果此时按揉三焦经，会发现多处痛点，甚至轻轻一碰就会疼。遇到这种情况，用大拇指点按，先找痛点多的地方，痛点越多说明堵得越深，把痛点揉开了，胸也不闷了，气也顺畅了，症状就消失了。

三焦经是通调水道。通调水道的意思是说人体全身津液的输布和排泄都由三焦管辖。水不仅是生命之源，滋养着全身上下的脏腑组织和器官，还是体内汗液、尿液等的代谢载体，如果体内水液的输布或代谢不正常，人体的健康就会受到威胁，表现为身体各部位的水肿。

此外，脸上长斑、皮肤黯淡、长痘等由内分泌失调导致的症状都可以通过调理三焦经予以缓解。乳腺增生、乳房胀痛等很多妇科常见病也跟三焦经的不通畅有关。调理三焦经的方法除了循经按揉或敲击外，还可以通过点按相应的穴位来实现。

★ 减肥的女性也可关注三焦经

减肥是女性的日常话题，引起肥胖的原因多种多样，减肥的女性也可以将关注点放在三焦经。

三焦经不通畅会导致肥胖症。由于三焦经的阻塞，使得经络中的组织液流动出现了障碍，导致细胞间的组织液增多，表现出来就是肥胖。肥胖的同时还会出现掉发、心悸气短、体虚乏力、失眠多梦等相关的并发症。这种类型的肥胖，往往由于精神压力过大、心情比较郁闷，导致三焦经不畅，从而引发肥胖症。

三焦经的不通畅还可能导致其他代谢综合征，如糖尿病、高脂血症等。所以，疏通三焦经对减肥及保持身体健康十分重要。

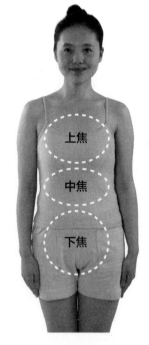

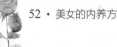

大小肠通畅，身体干干净净

也许很多女性不会想到，衰老也和肠道有关。肠道是我们身体里重要的消化吸收系统，营养从这里吸收，毒素、垃圾从这里排出。毫不夸张地说，肠道问题是百病之源。如果小肠、大肠不能正常运作，就会出现腹痛、腹泻、便秘等症状，对女性的美容健康造成不利影响。

★ 肠道如果老化，容颜会加速衰老

肠道长期不通畅，不仅严重影响身体健康，还损害容颜。正常人的肠道年龄与其生理年龄相差不大，但由于压力过大、精神紧张和饮食不当等原因，肠道内的有益菌群数量会不断减少，有害菌群不断增多，最后导致肠道菌群失调，肠道提前老化。

晨起后感觉身体沉沉的，镜子里的自己气色不佳，好几天不曾排便，口气严重到自己都受不了……如果出现这些症状，就意味着肠道已发出警报——你的肠道正在加速老化，容颜也在加速衰老。

肠道老化不仅给疾病的发生创造了条件，更加速了人体的衰老过程。

★ 肠道干净，浑身轻松

肠道问题关乎人体健康的方方面面，干净的肠道会令身体的许多问题迎刃而解。

消除肌肤粗糙

肠道干净，身体新陈代谢活跃，血液流动顺畅。因此，肠道干净以后，肌肤会出现弹性和光泽，肌肤粗糙的现象也就消失了。

粪便不会恶臭

肠道不净时，有害细菌占优势，肠内的食物容易腐烂发酵，就会产生气味强烈的气体；肠道干净了，有益菌会占优势地位，粪便就不会有恶臭的气味。

消除腹胀

肠道干净后，其蠕动会变得很柔和，不会蓄积陈旧粪便。有益菌也会变得活跃，因此很少会产生滞气，当然也不会出现腹胀的现象。

改善心情

肠道脏污，就会累积陈旧粪便和气体，人的心情会因此变得非常糟糕，出现焦躁、易怒、夜不能眠等情况。肠道干净后，心情也会随之变得舒畅起来。

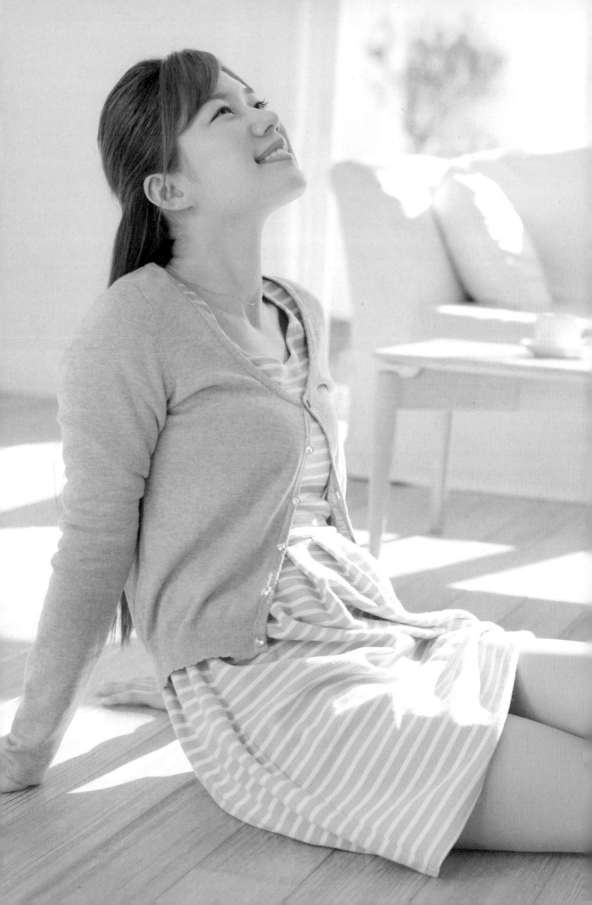

Part 3

补气养血，美女一生的功课

女人们心中都有个美少女的梦，

想穿越回豆蔻年华，

天天都是桃花颜，

可是随着年龄的增长，

却不得不面对皮肤的黯淡、粗糙，

其实这往往是由于身体内部的原因造成的，

解决的关键，

就在于补气养血。

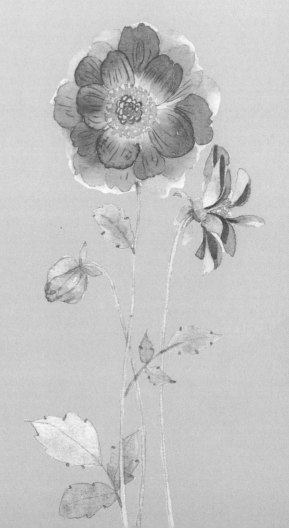

血气充足，让女人的容颜如桃花般艳丽

养血是女人的头号任务

"雕栏玉砌应犹在，只是朱颜改"，女性都希望自己面若桃花、惹人青睐，但是岁月总是那么无情地在女性的面容上刻下标记。芳华逝去，有的女性依旧风姿绰约，而有的女性却躲在门后暗自喟叹岁月的无情。

★ 女性养颜就是养血

女性要想留住美丽容颜有什么妙招吗？其实说白了，就是养血。《千金方》中就说到，女性养颜需养血。因为女性以"血"为生命依托，即"以血为本，以血为用"，一旦身体中的血液不够充足，就会导致体虚多病，出现各种症状。

例如，脸色萎黄、唇甲苍白、发枯、肢涩、头晕、眼花、乏力、气急等血虚症，就是我们常说的贫血。

★ 养血五法

养血到底该怎么养呢？女性可以从以下几个方面入手：

睡养

只有保证充足的睡眠，人才会有精神和活力。不熬夜、不吸烟喝酒、不偏食、不在月经期或产褥期等特殊生理阶段同房等。

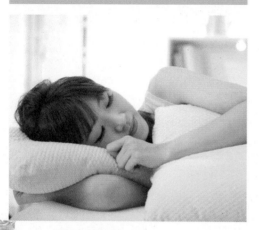

食养

养血也能通过饮食来调节。平时适当多吃些富含造血原料的食物，如动物肝肾、动物血、鱼虾、蛋类、豆制品、黑木耳、黑芝麻、红枣、花生及新鲜的蔬果等。

每月一次的月经会让女性失血，在月经结束后1~5日内要及时给自己的身体补血，多吃富含蛋白质、矿物质及能补血的食品，如牛奶、鸡蛋、鹌鹑蛋、牛肉、羊肉、菠菜、樱桃、桂圆肉、荔枝肉、胡萝卜等，既能美容又可补血。

此外，还应补充一些有利于"经水之行"的食品，如鸡肉、红枣、豆腐皮、苹果、薏米、红糖等温补食品。

药养

　　贫血女性可以进补养血药膳。可用党参9克、红枣15个，煎汤代茶饮，或用枸杞子6克，粳米60克，红枣15个，红糖适量来煮粥服用，也能达到补血养血的功效。

动养

　　动静结合，才能更养人。经常参加体育锻炼，如健美操、跑步、散步、打球、游泳、跳舞等，每天半小时，长期坚持，可增强体力和人体造血功能。

神养

　　心情也是非常重要的，长期心情愉悦的女性，一般气色都比较好，长期抑郁苦闷的女性，就会面如菜色。因此女性要保持乐观的情绪、愉悦的心情，这样不仅可以增进机体的免疫力，有利于身心健康，还能增强骨髓造血功能，使皮肤红润，面有光泽。

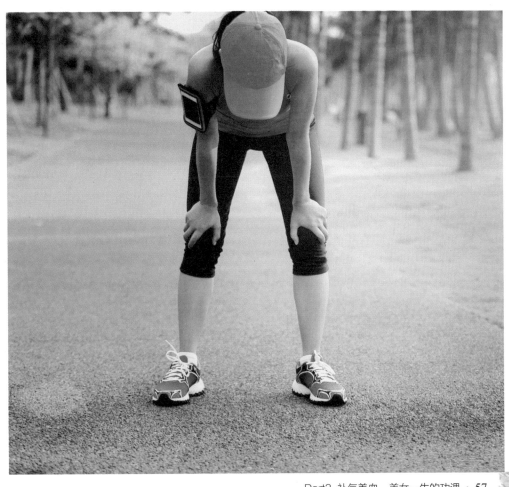

气血畅通，和"好朋友"和谐共处

月经是女人的"好朋友"，正常的月经是女性健康的标志，只有气血通畅，才能保证各项生理活动的正常。气血运行一旦紊乱受阻，就容易出现月经不调、阴道分泌物增多、乳腺增生、性欲减退等症状，脸上也会皱纹增多、色素沉着，出现黄褐斑，皮肤失去弹性和光泽。

★ 月经不调是气血失衡的结果

很多女性不重视月经不调的问题，把它当做女性的通病。殊不知，月经不调会导致多种疾病。

人体的气血循环就像一条河，宜通不宜堵。气血是女人先天的根本。气血充盈、循环畅通的女性，往往容颜娇好、形体丰满，皮肤也光滑紧致，可谓"天生丽质"。但如果气血堵塞或断流就会导致身体病变，出现卵巢囊肿、子宫肌瘤、腰酸背痛、失眠、便秘、机体衰老等问题。

女性一定要高度重视月经不调，一旦发生，就要平衡气血，及时清除体内的代谢淤积，使内分泌恢复正常运行，这样就会避免多种疾病的发生，使女性保持健康靓丽。

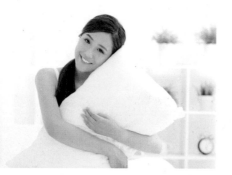

★ 气血通畅，女人漂亮

中医认为，气血通畅的女人必然健康漂亮，要真正实现气血通畅需要做好以下几方面：

大便通畅

女人很容易发生便秘，往往就是因为人体的新陈代谢失调，表现为脸色渐渐发黑发黄，身体虚胖。

调理内脏

调理好内脏，才能让供血功能充分发挥作用。血液通畅了，肤色就会健康，嘴唇红润可爱。

改善身体末梢循环

整个身体的末梢循环，都要有效地运行，皮肤才会有光泽，不易生皱纹。

女性只有从这三个方面进行自我调养，真正实现气血通畅，才会拥抱健康和美丽。

气血充盈是女性美丽健康的根本

气血旺盛，是中医美容的最高境界。女人只有令自己的身体气血和顺、充盈，才算掌握了美丽健康的根本。要想实现美丽的蜕变，还自己一个健康美丽的容颜，就要养好气血这个根本。

★ 气血之于女人，就像水分之于花朵

气血不足的女人，就像花儿缺了水一样缺乏生机，容易枯黄、生病。要想改变这种状态，还自己健康美丽的容颜，就要保证气血的畅通与充盈。

中医认为，气血是人体的根本，维持着生命最基本的物质活动，气血与生命是密不可分的。人从出生后就开始消耗气血，而女人的经、孕、产、乳几乎都在失血中度过，更容易导致气血不和。当气血消耗到一定的水平，身体就会出现气滞血瘀、气血亏虚。缺乏气血的滋养，皮肤会变得粗糙、萎黄，失去光泽和弹性，容易长皱纹、起色斑，头发也会干枯、发黄、分叉、脱落等。

如果女人气血不通，血瘀在乳房时，乳房就会出现肿块，导致乳腺增生；如果血瘀在下体，就可能会患上子宫肌瘤、卵巢囊肿等疾病；如果气血不足，可能就会导致月经不调，还会伴随痛经、白带异常、性欲减退、失眠、健忘、多梦、眼睑浮肿、手脚发凉、浮肿、便秘等症状。

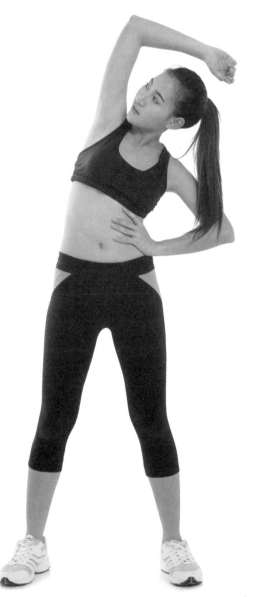

★ 补血即是养颜

女人要想使气血充盈、通畅，该怎么进行调养呢？

颐养性情

愉快的心情可以增强机体的免疫力，良好的心态能促进骨髓造血功能。保持乐观的情绪，有利于身体气血通畅，皮肤红润、富有光泽。

保证睡眠质量

只有保证充足的睡眠，人才会精力充沛、气血充盈。起居有常的生活方式使人健康。娱乐要有度，劳逸应结合，千万不要熬夜。药补不如食补，食补不如睡补，每晚在 23:00 之前必须进入梦乡。

保持适当的运动

适量的运动可以促进血液循环，加快新陈代谢，增强骨髓造血功能。要多进行户外运动，比如散步、爬山、跑步、郊游等；也要重视室内活动，经常打坐、做健身操、做家务等。

饮食与药膳

女性要适当多吃些富含造血原料的优质蛋白质，以及含有人体所需微量元素、叶酸和维生素 B_{12} 等营养素的食物，如乌骨鸡、猪血、猪肝、鸡肉、鸡蛋、黄鳝、海参、黑芝麻、胡桃肉、桂圆肉、红糖、红豆、红枣、莲子等。贫血患者还可服用党参、红枣、枸杞子、粳米和红糖等调制的药膳。

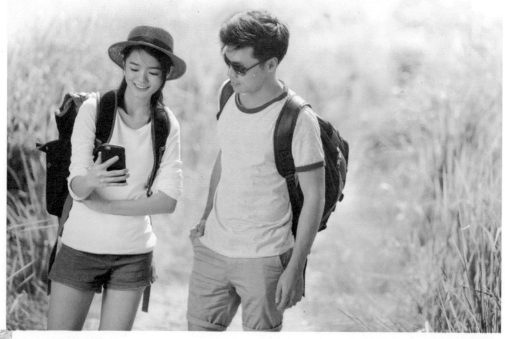

补血养颜羹——麦芽糖煲红枣

材料： 麦芽糖 60 克，红枣 20 个。

做法： 红枣洗净，与麦芽糖一起放入锅中，加适量水，煮至红枣熟烂。

适宜人群： 适宜气血亏虚的女性。

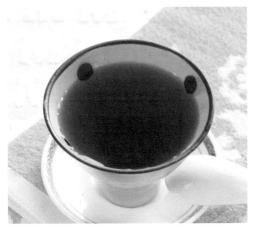

补血养元汤——杞子红枣煲鸡蛋

材料： 枸杞子 6 克，红枣 8 个，鸡蛋两个。

做法： 将枸杞子、红枣、鸡蛋洗净煮熟后，将鸡蛋剥壳，再煮片刻即可。

适宜人群： 适宜月经不调、气血亏虚的女性食用。

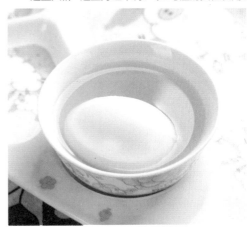

特效养血膳——仙人粥

材料： 枸杞子 6 克，粳米 60 克，红枣 15 个，红糖适量。

做法： 将上述材料洗净，加水后煮粥。

适宜人群： 适宜贫血的女性食用。

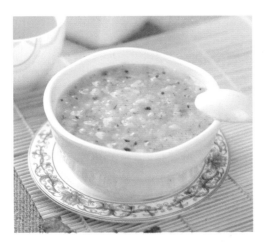

调经养血——当归生姜羊肉汤

材料： 羊肉 500 克，当归 5 克，生姜 50 克。

做法： 羊肉洗净后，再用生姜爆炒，当归以纱布包裹，再与爆炒好的羊肉一起煮汤。

适宜人群： 此汤对痛经、月经不调有显著效果，特别适宜女性气血亏虚、大病久病及产后食用。

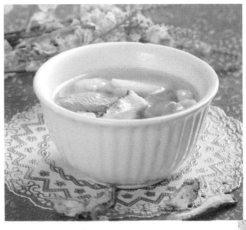

血虚类型不同，调理方法各异

由于不同女性的体质不同，气血不足的原因不同，所以补血方法也因人而异。

★ 血虚的女人要进补

女人如果血虚，就会经常感到身体倦怠、面色苍白，眼睛也会酸涩难受。一照镜子还会发现，脸上没有一点血色，梳头时头发掉的也比较多，而且月经量也日渐稀少。

血虚的女人有些是先天不足，有些是长期劳累、压力过大，或者偏食、厌食，身体的营养不足造成的。还有月经量过多、生产、外伤、手术等原因，也会造成失血过多而出现血虚。这种血虚要从以下方面进行调理：

食物进补

通过饮食补血最安全有效，可常吃补血食物，如花生、莲藕、黑木耳、菠菜、鸡肉、猪肉、羊肉、海参、桑葚、红枣、灵芝、葡萄等。也可以用这个食疗方进行调理：

补血养颜——山药甜汤

材料： 水发黑木耳50克，花生50克，红枣8枚，山药100克，冰糖适量。

做法： 把上述材料洗净，放入砂锅，加适量的水，炖煮1小时左右，加盐适量调味即可。

功效： 每天喝1大碗，坚持1周，有明显的补血效果。

药膳调理

如果血虚严重，也可以用药膳进行调理。常用的补血中药有当归、熟地、川芎、白芍、阿胶等，将这些中药和补血的食物一起做成可口的药膳，有补血调经、美容养颜的功效。

调理血虚——当归乌骨鸡汤

材料： 乌骨鸡1只（约600克），当归5克，黄芪9克。

做法： 将当归、黄芪放入纱布袋中与乌骨鸡煮汤。

功效： 可补血虚、调理月经。

养颜补血——阿胶糯米粥

材料： 阿胶5克（烊化），黑糯米60克。

做法： 阿胶、黑糯米共煮粥服食。

功效： 可养颜、补血虚。

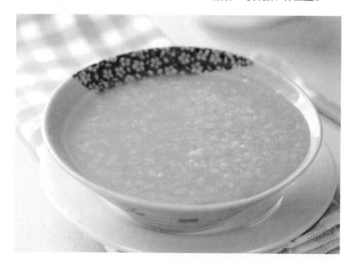

★ 血寒的女人要散寒

女人如果一到秋冬季节就感到小肚子、手脚发凉，月经颜色也发暗，很可能就是"血寒"造成的。血寒是指局部脉络寒凝气滞、运行不畅，"肾阳"不足，血液得不到适当的温煦而变冷，这种情况相对比较少见。血寒体质的调养重点就是散寒。

食物进补

血寒体质的女性要忌食寒凉、生冷食物，注意多吃温性、热性的食物。下面介绍一种既能暖身、又能预防瘀血的药膳，很适合血寒的女性食用。

散寒暖身——益母草炖牛肉

材料：牛肉 300 克，益母草 10 克，姜 2 大片，盐适量。

做法：将上述材料放进砂锅中，加水烧开后撇净血沫，以小火炖至肉烂即可。每周吃 2 次。

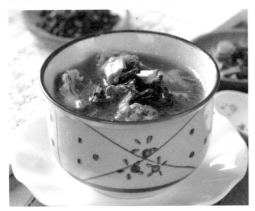

注意保暖防寒

多晒晒太阳，不要受冻着凉。尤其要保持手脚和小腿的温暖，因为热气往上升，下肢暖了就会全身暖。

★ 血瘀的女人要化瘀

有的女性月经每个月都迟到，而且每次月经来时肚子都疼得要命，经血的颜色暗紫，还伴有血块。久而久之，皮肤也会变得晦暗无光，时而会有黑眼圈，小腿处还会发现青筋暴露，这就是典型的"血瘀症"。其调养重点在于活血化瘀。

食物进补

多食用有活血化瘀和通经功效的食物。不宜吃寒凉食物，如冷饮、西瓜等，不要直接食用刚从冰箱取出的食物。少吃肥肉、油炸食品、甜食、盐和味精，以避免增高血黏度，加重血瘀的程度。下面推荐一剂偏方：

活血化瘀——莲藕红花炖排骨

材料：排骨 500 克，鲜藕 300 克，红花 3 克，料酒 5 克，盐适量。

做法：将排骨、藕切块，放入砂锅中，加红花、料酒、盐和适量水，烧开后撇去浮沫，以小火炖至肉烂即可。每周吃 1 次，连吃 1 个月。

注意：在月经期、孕期禁用此方。

心态调养

遇事不要太激动，经常与朋友出游、聊天，避免过度紧张和劳累，保持心态平和，有助于改善气血运行。

多做运动

适量的运动可改善血液的高凝状态。可以经常做一做健美操，经常活动一下筋骨，适当多做一些家务，经常散步、慢跑和郊游。

女人不能不知道的补血穴位

女人要随时养血补血。不仅要注重日常饮食保养，以保证充足的造血营养供应，还应充分利用一些补血养血的穴位按摩法进行补血养颜。

★ 血海穴：补血养血的"明星"穴位

血海穴，顾名思义，就是养血补血当之无愧的"明星"。血海穴属于脾经，中医认为脾统血，所以这个穴位也是女性养血补血、健身美颜的关键所在。

俗话说，"补血养血找血海"。血海属于足太阴脾经，中医认为，血海穴属于脾经所生之血聚集之处，有化血为气、运化脾血的功能，统治各种与血相关的病症，没病的时候按揉此穴，养血补血效果极佳。你可以通过拍打或按摩的方式来刺激该穴位，尤其是痛经和经血过多或过少的女性可以配合对三阴交、太溪等穴位来按摩，可达到最佳效果。痛经同时伴有呕吐症状的女性，可在按摩血海的同时按足三里穴，即可缓解症状。

经常按摩血海穴，还能清血利湿，治疗多种血液疾病。比如调治血浊、血毒、血热引起的疮疡、腹股沟湿疹、荨麻疹，以及血虚、血燥、血稠引起的皮肤瘙痒、脱发等。

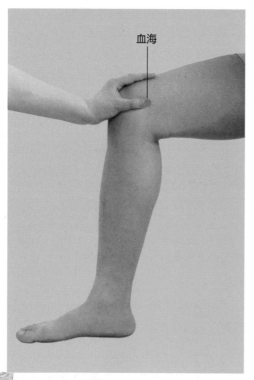

血海

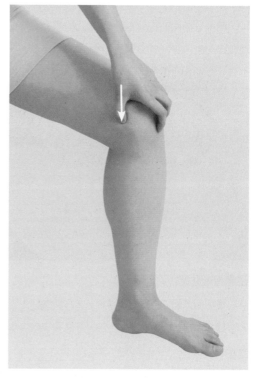

★ 足三里穴：强身健体的美容大穴

历代医家都认为，足三里穴是一个养生大穴。足三里穴位于胃经上，而脾胃是气血生化之源，调理好了脾胃，肝血才能充足，肝气才能顺畅。所以，经常按揉足三里穴，既能调理好脾胃，还可疏肝理气、养肝补血，起到美容养颜的作用。

俗语说，"拍打足三里，胜吃老母鸡"，可见足三里穴强大的保健功效。经常按摩足三里这个强身健体的美容大穴，有利于气血的生化，对于疏理肝气、补养肝脏很有好处。

足三里是强壮要穴，拍打后最明显的变化就是肠胃功能得到改善，食欲比以前好，大便不像以前那样稀烂不成形。坚持拍打，就会感觉到精神比原来抖擞，面色比原来红润，腰也不像原来那样酸痛无力了，就连走路也是"雄赳赳气昂昂"的了。原来手脚冰冷，现在手脚暖暖和和的。这就是足三里穴的妙处。

拍打的方法是：每日早、晚各拍打百余次，接着拍打小腿肚百余次，最后拍打膝盖32次，揉搓膝盖，左、右各32圈。微压膝，右腿向前跨一步，双手用力在膝盖上向后压，左腿向前跨一步，用同样方法压膝，各32次。

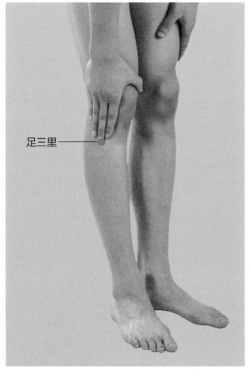

足三里——

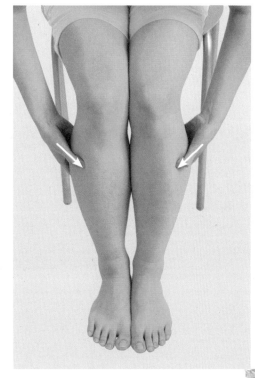

足三里穴名为"三里"，是因为它能"理上、理中、理下"。如果胃部不适，在按摩足三里穴时要向上方使劲，即为"理上"；如果中腹不适，就要往内按摩足三里穴，此为"理中"；若是小腹不适，按摩足三里穴就要向下使劲，此为"理下"。

郁郁寡欢的女人，时间一久，往往身体状况也会变得很差。因为情绪抑郁会导致肝气郁结，郁结在哪个部位，哪个部位就会感到难受、疼痛，因此人会变得更加多虑多疑，常常感到胸闷胀痛，严重影响睡眠。在这种情况下，女人的健康就会受到极大的影响，美丽的脸庞就会迅速憔悴、灰暗，出现各种问题。但是也不必着急，只要调理好情绪，保持愉快的心情，每天坚持按照"理上、理中、理下"的原则按揉足三里穴，就能使这些症状得到明显的改善。

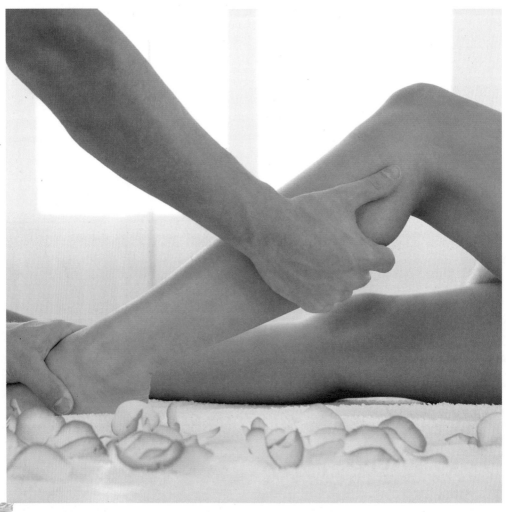

食物中的那些补血"明星"

食物里有很多补血"明星"，通过饮食改善贫血，是女人补血的重要手段。

★ 红糖：寻常可见的补血尚品

红糖可以说是最亲民的补血药。它是温补之物，具有化瘀散寒、暖胃健脾、缓解疼痛的功效。红糖中所含的葡萄糖释放能量快，吸收利用率高，可以快速补充体力。此外，红糖的含铁量是白糖的 3.6 倍。

红糖姜水具有补气益血的功效，经期前后喝红糖姜水，能帮助女性快速补气益血。痛经时也可以喝生姜红糖水改善痛经症状。

活血化瘀——山楂姜糖水

材料： 山楂 7 颗，红糖 20 克，姜 2 片，水适量。

做法： 山楂去核，洗净；姜片切成姜丝。红糖放入清水中煮开，再放入山楂和姜丝同煮 30 分钟即可。

功效： 经前 3~5 天开始服用，每日早晚各 1 次，直至经后 3 天停止服用。对于防治经期错乱非常有效。

★ 羊肉：温补气血的美味

只有气足才能使人血液充盈，皮肤及毛发得到滋润。而羊肉有益气补虚、促进血液循环的作用，因此吃羊肉可增强御寒能力，并使因气虚引起的容颜问题得到改善。羊肉中含有美容所必需的营养，如维生素 B_1、维生素 B_2 等，能温补气血、美白皮肤、乌发固本、延缓皮肤的老化。

补气养血——桂圆羊肉汤

材料： 桂圆肉 100 克，羊肉 500 克，生姜、汤料适量。

做法： 羊肉洗净、切块，桂圆肉洗净，生姜刮皮、切片备用。汤料入汤锅，加适量水，煮沸，放入所有材料，慢火炖 3 小时即可。

功效： 吃肉饮汤，隔日 1 次。羊肉与桂圆一起食用，补血养血效果更显著。特别适合产后补血使用。

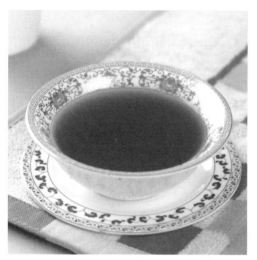

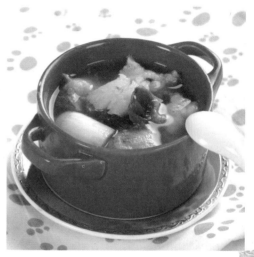

★ 菠菜：养血清肝的良药

《本草纲目》中说："（菠菜）通血脉，开胸膈，下气调中，止渴润燥。"菠菜性凉，味甘，具有滋阴平肝、止咳润肠、健脾开胃等功效。它能供给人体多种营养物质，其所含的铁质容易被人体吸收利用，对缺铁性贫血有较好的辅助治疗作用。女性食用菠菜能促进皮肤细胞增殖，美容颜、润肌肤，还能促进新陈代谢，延缓衰老。

补铁补血、平肝火——菠菜鸭血汤

材料： 鸭血200克，菠菜150克，枸杞子、葱段、姜片、香油、盐各适量。

做法： 菠菜洗净、切段，放入沸水中焯一下。鸭血切片。砂锅内倒适量清水，放入葱段、姜片、鸭血、枸杞子，大火煮开后转中火炖煮。鸭血将熟时，放入菠菜，加盐调味后再煮片刻，淋入香油即成。

功效： 清肝热、养肝血。适用于肝火过旺、肝阳上亢、肠燥便秘者。

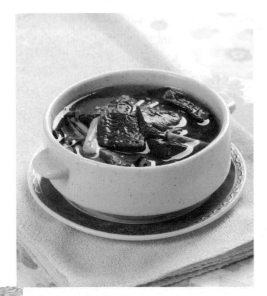

★ 黑芝麻：好吃又滋养的补血佳品

黑芝麻又好吃又滋养，是女性首选的养血食品。黑芝麻具有补血生津、滋补肝肾、润肠通便的作用。不但可以润肤美容，还能防止头发脱落和过早变白。其质润多脂，既能补肝肾、益精血，治肝肾精血不足之症，又善养血润燥、滑肠通便，治血虚津亏之肠燥便秘。黑芝麻美味香浓，可以做成各种好吃的食品，大多数人都可以食用。

健胃保肝——芪归芝麻炖乳鸽

材料： 黄芪9克，当归5克，黑芝麻20克，乳鸽1只，葱、姜、胡椒粉、盐各适量。

做法： 乳鸽宰杀去毛及内脏，洗净，切成小块；黄芪、当归、黑芝麻分别用水冲净，与鸽肉一同放入炖锅中，加入调味料，用文火隔水炖至鸽肉烂熟，拣去药渣后即可。

功效： 经常食用，对补气、养血、生发有辅助治疗作用，适宜于白发、脱发的女性。

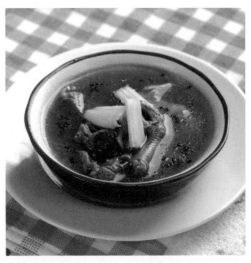

★ 动物血：物美价廉的补血食物

《景岳全书》中记载说："血者，水谷之精也，源源而来，而实生化于脾，总统于心，藏受于肝，宣布于肺，施泄于肾，而灌溉一身。"而且还说，"血即精之属也，但精藏于肾，所蕴不多，而血富于冲，所至皆是。"说的是血液是极富营养的精华妙品，有濡养脏腑经络、肢体官窍的直接作用。中医认为，很多动物血均具理血、止血、补中、祛瘀等功效。现代营养学研究也表明，动物血的营养十分丰富。

鸡血、鸭血、鹅血

其红细胞及血红蛋白量比猪血、羊血、牛血要低一些，但都有补血、止血的功效。

羊血

《唐本草》记载，羊血"主女人中风，血虚闷，产后血运、闷欲绝者，生饮一升"。羊血主要成分为多种蛋白质，蛋白质主要是血红蛋白，其次是血清白蛋白、血清球蛋白和少量纤维蛋白。此外，尚含少量脂类（包括磷脂和胆固醇）、葡萄糖及无机盐等。

牛血

《本草蒙筌》记载，牛血能"补血枯"。《本经逢原》记载，牛血"能补脾胃诸虚，治便血、血痢、一切病后羸瘦，咸宜食之"。新鲜牛血浆全血含35%～40%的有形物，其中包括红细胞、白细胞及血小板，并含血红蛋白等成分。

猪血

《日华子本草》记载，猪血"生血"。《随息居饮食谱》记载，猪血"行血杀虫"。每100克猪血含铁高达8.7毫克，且为结合态铁蛋白，易为人体所吸收。猪血富含的铁、锌、铜等可直接参与造血过程或催化造血过程，且猪血质软，易消化吸收，因此说，猪血是女性和贫血患者优质、廉价的补血生血妙品。

补血养颜——姜汁猪血菠菜

材料： 菠菜300克，猪血100克，姜25克，酱油15毫升，香油3毫升，盐2克，醋少许。

做法： 菠菜带根洗净，切成约5厘米长的段，于开水中焯2分钟后沥去水分，装盘抖散。猪血洗净切片后先入热油锅爆炒，熟后取出与菠菜混匀。姜去皮，洗净后捣烂取汁。待菠菜、猪血凉后加入姜汁和其他调料即可。

功效： 猪血和菠菜都是补血的好食材，女性因生理特性普遍存在贫血的症状，多吃姜汁猪血菠菜，对补血、明目、润燥都有好处，尤其能补充体内铁质含量。

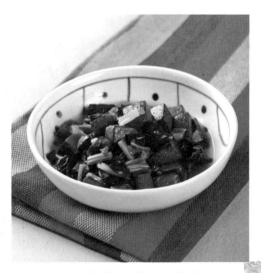

食养女人，吃回丢掉的血

★ 当归三七乌鸡汤：温暖女人的美味

女性天生就是阴柔的体质，很多女性都非常怕冷，因此保暖对女性来说尤其重要。身体暖了，血液循环流畅，这样的女性才健康漂亮。很多"冷美人"都想让身体变得暖暖的，下面这道当归三七乌鸡汤不仅能补血增热、抵御寒冷，而且味道鲜美、口感细腻，非常适合"冷美人"用以暖身。

补血御寒——当归三七乌鸡汤

材料： 乌鸡1只，当归5克，三七3克，生姜适量。

做法： 先把当归和三七清洗浸泡于水中，然后把洗好的当归、三七、生姜放在乌鸡上，加入适量的盐，倒入清水。水的高度要没过乌鸡，上锅隔水蒸，大火蒸约3小时，待乌鸡烂熟后即可。

功效： 隔几天吃1次，连续吃2个星期，可有效补血御寒、美容皮肤。

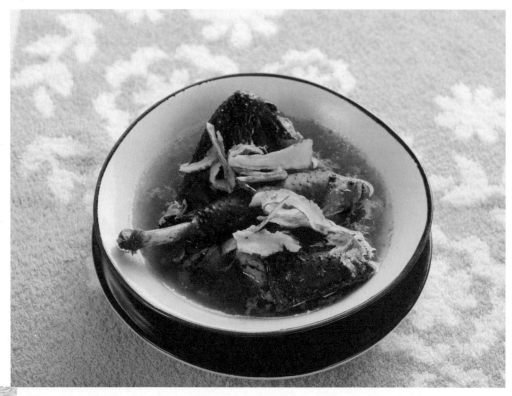

★ 红枣阿胶粥：补血、促进血液循环全靠它

"一日三枣，青春不老"，红枣补血养颜功效之强大，自不必言。红枣可以生吃，但以熟食为最好，蒸煮热汤俱佳。尤其女人在坐月子的时候吃红枣粥，可大补元气，有益气养血、消除疲劳、健脾益智之功。

阿胶用于美容，其主要功效是补血滋阴、养颜润肤，尤其适用女性血虚而面色萎黄干枯者。将红枣与阿胶搭配煮粥，补血养颜效果加倍，可以说，是女人补血最好的食物。

补血养颜——红枣阿胶粥

材料：红枣 10 个，大米 100 克，阿胶粉 5 克。

做法：大米淘洗干净，红枣去核洗净。锅中加水烧开，放入红枣、大米煮至米熟，调入阿胶粉稍煮几分钟即可。

功效：直接食用。阿胶和红枣是补血益气的黄金搭档，能够治疗产后气虚、血虚，这道美容粥，不仅能调理女性血气，更能排毒养颜，令女人肌肤润泽娇嫩、头发乌黑亮泽。经常食用，会使女人的脸色变得红润。

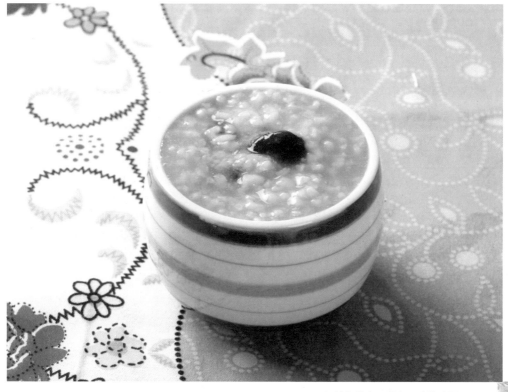

补气养气，让女人的芳华不惧岁月

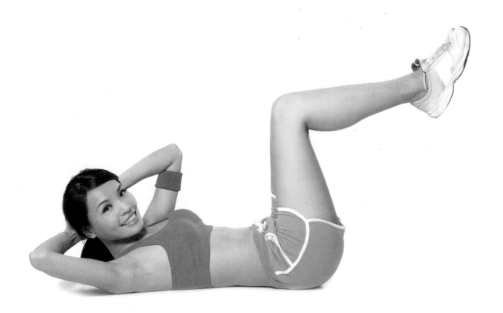

气能生血，气为血之帅

人体的气有两种来源：一是源自父母承传的"先天之精气"，二是来自自然界的"清气"和"水谷之精气"，包括空气、食物及水。两种精气通过脏腑的运作转化，形成气之能量，推动人体各种功能运行，促进气血及津液的生成、循环和代谢。

女人对气的调养更为重要，因为月经的血液流失、孕产及更年期的生理变化和情绪波动，使女人更容易贫血。一旦贫血，就会肤色暗淡、眼圈发黑、花容失色。血对人体最重要的作用就是滋养。血充足，则面色红润、肌肤饱满丰盈，毛发也润滑有光泽，人的精神饱满，行动也灵活。中医认为"气能生血"，气推动了血液在体内的生成和运行，因此只有气充足了，血液生成才会旺盛。如果气不足，就会造成血亏损，或者气血运行失常，就会导致各种不适，比如失眠、健忘、烦躁、惊悸，以至于面色无华、月经紊乱等，长此以往，易导致更为严重的疾病。因此，女人要养血，首先要补气，这是维系生命的源泉，更是让女人健康幸福的根源所在。

小毛病喜欢纠缠气不足的女人

★ 手脚冰冷，与美丽背道而驰

不少女性都被手脚冰冷的问题深深困扰着，这跟体质有很大关系。如果气血不足，血液循环不通畅，就会使流向手脚的血液减少，造成手脚冰冷、月经不调、痛经、黄褐斑等各种问题，严重影响身体健康和美丽容颜。有的女性一到冬天，手就冻得像冰棍一样，成了名副其实的"冷美人"，晚上睡觉盖两床被子，手脚还是冰冷的。

女性之所以四肢冰凉，是因为气血无法输送到远离心脏的四肢。这样的女性可能还会伴有腰背发冷、小腹冷痛、月经不调、听力下降、记忆力衰退、便秘等症状，从外表看还会脸色发白、面色无华、长斑、生痤疮，或虚胖，或干瘦。

有经验的医生听女性一说手脚冰凉，马上就会说她们是肾阳虚，这话不无道理。因为肾阳是我们全身阳气的根本。当肾阳充足时，能够温煦全身的脏腑、形体、官窍，使各种生理活动正常运行；如果肾阳虚衰，那么它对躯干、四肢的温煦作用就会随之减弱，脏腑的功能也会减弱，机体的新陈代谢就会变得缓慢，产生的热量不足以供给全身，离心脏较远的手脚就容易变得冰凉。

其实女性的生殖系统是最怕冷的，假如体质过冷，它就会选择积累更多的脂肪来保温，这就是很多手脚冰凉的女性肚子上容易长出很多肥肉的原因，而一旦女性的身体暖和起来，这些惹人讨厌的肥肉就会自动消失。此外，饮食不当和衣着不当也会造成女性手脚冰凉。很多女性为了拥有窈窕身材，拼命减肥，生吃青菜，而生蔬菜是使身体变寒的代表性食物，吃得越多，身体越寒，如蔬菜沙拉里常用的莴笋、黄瓜、西红柿等，都是阴性的，易导致体寒。过量摄取水果也会使身体变寒。

夏季，穿着紧而小的内衣能把女性的曲线塑造得玲珑有致，但是这样容易让女性的腹部着凉，使女性最重要的子宫和卵巢部位受寒，而危害健康。

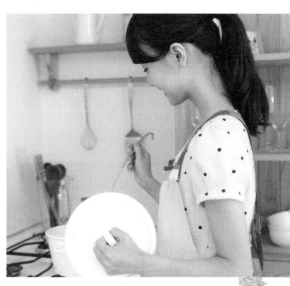

手脚冰凉给女性带来了诸多烦恼，女性该如何缓解手脚冰凉的症状，给自己带来温暖呢？下面是一些轻松缓解手脚冰凉症状的方法。

勤运动、勤甩手，让身体暖暖的

如果你早上是走路上班的，可以通过大步走的方式来温暖四肢，双手顺便甩一甩，一般走 30 分钟，全身就会暖暖的。你还可以通过爬楼梯、原地跳跃等简单运动来强化体温调节能力。慢跑、快步走、跳绳、跳舞、打太极拳等有氧运动，会让全身各个部位都活动起来，促进血液循环，使身体变暖。

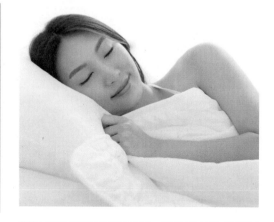

多吃含铁丰富或可以暖身的食物

多吃红烧肉、生姜、红枣、动物血等暖身的食物。而银耳、柠檬、笋等性寒的食物最好不要在月经期间食用。

进补高热量的食物

立冬时，人们有吃羊肉的传统，这是非常符合现代科学的。因为天气冷时，需要给身体增加热量，改善手脚冰凉的状况，所以人们要有意进补。北方冬季寒冷，可补温热食品，如牛肉、羊肉或狗肉；南方气候较温和，应清补甘温之味，如鸡、鱼等。

随时随地注重保温

避免喝太凉的饮料，多喝热饮；少在空调房里待着；更不能只要风度不要温度，天气凉了还穿露脐装。

保证充足睡眠

每天至少要保证 6 个小时的睡眠时间，因为充足的睡眠有利于储藏阳气，蓄积阴精，防止手脚发冷。

冬天最好的保温方法就是泡热水澡

若在热水里泡上 30 分钟，再加上按摩，那么再冷的身体也能热起来。没法泡热水澡时，泡脚也行。

按摩手脚心

有时间的话可以经常揉搓手脚心，以改善末端血管的微循环状况，使手脚温暖起来。

穿棉袜

纯棉袜子不仅柔软舒适，还可吸收脚汗，让双脚整天都能保持干爽舒适，避免脚底着凉。

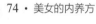

★ 女人气不足，颜面会有瘀斑和水肿

日常生活中，经常看到有的女性面色红润，气色充盈，而有些女性虽无疾病，可看起来却气色不佳，其实，这是气虚不畅所导致的。气是女人的养生之本，也是女人美丽的源泉，当人体出现元气不足时，就会引发早衰，导致毛发枯燥、色斑、面容枯槁、眼睑下垂、满脸瘀斑、身体水肿等现象。

女人易气虚，要对自己倍加爱惜

女性要学会爱惜自己的身体，能量消耗要适量，并及时补足新能量，减慢气的损耗速度。如果气消耗太过了，又没有及时补充，就会使能量损耗加快，疲惫不堪，脸上自然也不好看。

过劳、不劳都伤气。很多的感冒都出现在比较疲劳的时候，就是因为人的任何运动，都要耗气。劳作过度，气也就消耗过度，不能得到及时修复，这其中，也包括过度的脑力劳动；而气本身又是不断运动的，适当的运动，能够促进气的修复和活力，不动的人，气机得不到"锻炼"，因此即使是躺着、坐着这样舒服的姿势，时间长了也会觉得累，也会气虚。

减肥的女人大多从控制饮食入手。但食物中的能量对身体产生的作用，大到无法想象。中医认为，人的生命之初，依靠父母所给予的先天之气存活，但在出生之后，就需要吃蔬果、谷物，吸收它们的"谷气"，这两种气合并成充斥于全身的真元之气。为了减肥，短时间内不吃或吃少量的食物，谷气肯定要不足，生命质量下降，出现头晕、无力甚至抑郁的现象，这已经算是气虚的状态了。而且谷气不足，就要动用储存的先天之气来维持生命，造成进一步的气虚。因此许多通过减食来减肥的女人，都变成了气虚体质。

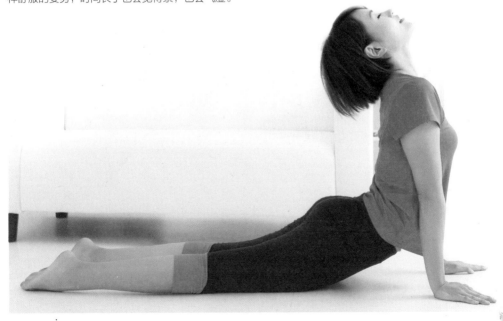

养气方法面面观

女人要想青春长驻，就得学会养气，有效利水消肿、消去瘀斑，让气虚不再在体内"作怪"。可是如何才能养气呢？

散步可使气血通畅，从而起到美肤养颜的作用。具体方法：散步前全身放松，适当活动一下肢体，并调匀呼吸，使之平静而和缓，然后从容展步。注意，散步时宜从容和缓，不宜匆忙，更不宜让琐事充满头脑；步履宜轻松，就如闲庭信步，这样周身气血方可平和。

人参米酒不仅富含 B 族维生素，有润肤祛斑的作用，其人参成分更是补气抗衰老的精品，这种米酒不仅适用于面色萎黄、神疲乏力、气短懒言的气虚女性，而且对于想抗老养颜的女人来说，也是一道不错的美容佳品。

自制方法：人参 250 克，米 500 克，曲适量。将人参压成末，米煮半熟沥干，曲压细末，合一处拌匀，装入坛内密封，周围用棉花或稻草保温，令其发酵，10 日后启封饮用。每次服 20 毫升，1 日 2 次，即能达到补中益气、美容养颜的功效。

中医有"劳则气耗"的说法，所以女性在嘈杂的环境中工作时间较久，或身心过于疲劳，或心情比较烦乱时，都需要一个安静的环境调养精神，或独处静坐，或闭目调息，或听听音乐，或绘画等，均可达到宁心养气的效果。

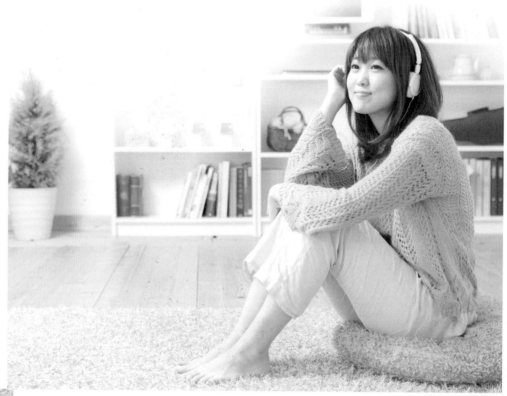

★ 皮肤、口、鼻疾病多发也是气虚作祟

气虚的表现复杂多样，涉及全身各个部位。身体免疫力低，外邪常乘机入侵而出现各种皮肤病。

牛皮癣	患者比较怕冷，易于感冒，脉虚无力、微细。牛皮癣患者如果心气虚，还会影响心搏和血流，可见心悸或血行迟缓，甚至出现血瘀
湿疹	是一种春夏易发的过敏性皮肤病，多因脾胃受损、运化失调、湿热内生而导致。也有由肝、脾二经湿热，外受风邪而致遍身生疮的情况
蛇皮癣（鱼鳞病）	由于先天禀赋不足，后天肺脾气虚血少，以致风胜血燥、肌肤失养所导致。多在出生后几个月就开始发病，在2~3岁时最明显。皮疹漫布四肢、躯干，尤其双下肢的皮肤干燥、粗糙，色素加深，有蛇皮状或鱼鳞样的脱屑
脾虚湿盛型神经性皮炎	受损皮肤呈暗灰色，肥厚光滑，还伴腹胀纳差、便溏、舌体胖大、苔白厚、脉濡缓。脾虚的人大多气色不好、容易疲劳、怕冷、不爱喝水、容易感冒。如果要治疗脾虚湿盛引起的皮肤病，就要从健脾利湿入手

在各种因气虚导致的皮肤疾病中，湿疹体质的女性多有皮肤过敏，可分为外湿和内湿。在潮湿闷热的环境中，湿疹患者最难受，甚至影响社交与工作。慢性湿疹患者更要注意"脾虚夹湿"的问题。内湿是指脾胃功能不佳，食物不能充分消化吸收，形成的湿浊之气停留在体内，日子一久，就会渐渐变成湿热体质。

所以说，皮肤病预防湿热是关键。对于脾虚的人群来说，就要及时补气，调养好身体，平时要多食清淡、凉性食物，如各种瓜类、梨、葡萄、柚子等，禁食辛辣煎炸等热性食物，戒烟、酒和卤食品。另外，还要多饮水，少吃肥腻食品、甜味品，不暴饮暴食，这样才能保持良好的消化功能，避免水湿内停或湿从外入。

此外，还要注意改善起居环境，使房间经常通风，晒一晒太阳。还要适当地增加运动，促进汗液排出。

女人不能不知道的补气穴位

人体的穴位是非常精妙的，女性经常按摩补气的穴位，可起到很好的保健美容作用，功效甚至可以和药物治疗相媲美，又没什么副作用，值得广大女性学习。

★ 脾俞穴：祛脾脏湿热

脾俞穴是足太阳膀胱经中的一个穴位，它是人体内的一个非常重要的补气穴位。脾胃是气血生化之源，如果脾受损，人体的气血就会变得虚弱。时间一长，整个人就会出毛病，所以，一定要保证脾的功能正常运行。脾俞穴负责将脾的湿热之气输送到膀胱经。膀胱经像一个散热器，将人体内的外散之热转化成冷降之液。如果脾的湿热之气不能及时散出去，脾的功能就会受损。

保养脾最简单的方法，就是经常按摩脾俞穴。操作时可取正坐位或俯卧位，家人用两手中指按在脾俞穴上用力按揉30~50次；或握拳反手用指掌关节弯曲后的突起部按揉穴位30~50次。按摩法简单易行，疗效显著。

★ 膻中穴：通畅全身之气

膻中穴位于两乳头连线的中点，属于任脉上一个主要的穴位。"膻中者，为气之海"，就是说，膻中穴是容纳一身之气的大海。经常按摩此穴，可以打开人的"气闸"，使全身之气通行无阻。尤其女性在情绪不好时，只要按摩膻中穴，就能宽胸顺气，让心情变得舒畅。爱美的女性按摩此穴，还能达到一定的丰胸效果。哺乳期乳汁不足的，也可以经常按摩膻中穴。

每次按摩膻中穴6次为1遍，一般每天需按摩3~5遍。在按摩时，大多用拇指或中指的指腹，力度以稍有疼痛感为宜。体质好的人按摩时，为了增强效果，用力可以稍大一些，但是按摩时切忌用蛮力。体质不好的人，动作就要轻柔一些。

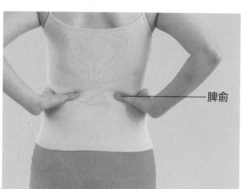

脾俞

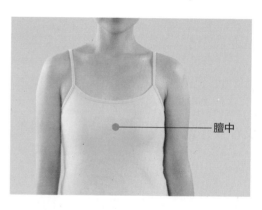

膻中

★ 涌泉穴：培本固元的神奇穴位

涌泉穴是肾经的首穴。"肾出于涌泉，涌泉者足心也。"意思是人体肾气如泉水般从脚心涌出，灌溉全身。经常刺激涌泉穴，有益气补肾、填精益髓、滋养五脏六腑的作用。现代研究也证实，足底蕴含着可以调节人体生命活动的神奇力量，可使人青春永驻，容颜不衰。

"若要女人安，涌泉常温暖"。自古民间就有搓脚心的保健疗法，实际就是通过推搓涌泉穴，对肾、肾经及全身，由下到上进行整体性调理和治疗。实际上，足心最先得到刺激的便是涌泉穴。每天坚持按摩涌泉穴，对女性的健康美容非常有好处。

操作时可以端坐在椅子上，先将右脚架在左腿上，用右手握着右脚趾，再用左手掌摩擦右脚心的涌泉穴，直至发热。然后再换左脚同样操作，经常按摩可使女人精力旺盛、容颜秀美，还可以促进气血循环、加快新陈代谢，并能刺激大脑神经，使人感到轻松舒适。

★ 气海穴：气海一穴暖全身

气海穴是补气的要穴，它位于肚脐直下约1.5寸处。"气海一穴暖全身"，气海穴对于阳气不足、生气乏源引发的虚寒病，具有扶正固本、培元补虚、温阳益气的功效。

气海穴还有化湿理气的作用，"正气存内，邪不可干"。体内一旦有了湿邪，就会阻滞气机，病症因此产生。气海穴就是人体中阳气蒸发阴液的关键之所在，所以对于湿邪引发的气机不畅所导致的各种疾病，比如绕脐腹痛、脘腹胀满、月经不调、痛经、闭经、产后恶露不止、腰痛、食欲不振、大便不通等，都具有良好的疗效。女性经常按摩气海穴，就能顺畅气血，促进肠胃蠕动，强化肝脏和消化道功能。

按摩气海穴的方法：以右掌心紧贴气海穴，按顺时针方向，从小圈、中圈到大圈，按摩100~200次。再换左掌心，按逆时针方向，如前按摩100~200次。动作要轻柔缓慢，按摩到有热感时，就能使体内气血顺畅、身体轻松。

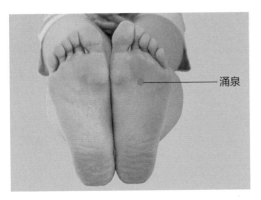

涌泉

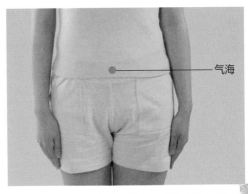

气海

手脚动起来，轻轻松松补阳气

有些补气的方法并不复杂，只要用手拍击、按摩相关穴位，经常动一动手脚，就可以收到补气养气、保健美容的功效。通过手脚的运动，能够疏通经络，使女性气血旺盛、健康美丽。

★ 阳气足的女人不易老

"阳气若足千年寿"，阳气是人体的治病良药。然而现代人由于生活方式和养生方式不当，许多人都存在阳气不足的情况，阳虚的女人就更多了。对于女性来说，阳气不足很容易导致衰老，与其去美容院，不如温补阳气。

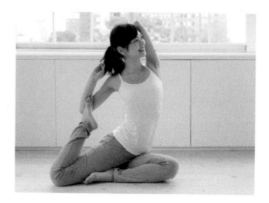

阳气乃生命之根，女人阳气充足，就会健康漂亮、青春常驻。看看女性身体的变化，就知道阳气对女性是多么重要。28岁的女人身体达到最佳状态，正是阳气最充足的黄金期。过了28岁就开始走下坡路，随着阳气的减少，身体的各个器官也开始发生变化，两鬓渐渐斑白，鱼尾纹越来越深，脖子皱纹越来越多，小肚子也大了起来，还有子宫肌瘤、卵巢囊肿等妇科病也不请自来，骨质也变得疏松了。

由此可见，女性要注意保护好身体的阳气，不要过多消耗，还要注意及时补充。女性阳气不足的原因大致有以下几点：

1. 先天阳气不足，在母体中就没有得到充足的营养。

2. 有的女人是在后天被寒凉的食物和苦寒药物所伤。譬如冬季吃西瓜、夜晚喝凉茶、滥用败火药等。

3. 违背自然生活的习惯，过于依赖空调，使人体不能通过汗液排出污浊之气，还让大量的冷气吹入身体，这要消耗很多阳气。

4. 女人每月都要耗流经血，此外，怀孕、生产和哺乳都需要阳气作为后备力量。

5. 房事过于频繁，会动摇人体阳气的根基。

6. 疾病耗损阳气。人的病痛很多都是阳气不足造成的，阳气不足，身体难以抵御外邪入侵，脏器就会生病。且身体多病时，人的心绪也会变得糟糕，五脏的阳气更加受到损伤，影响到容颜的变化。

★ 清晨拍拍手，阳气随旭日升发

清晨，我们经常会看到很多老年人在拍手锻炼。拍手是一种至刚至阳的养生方法，其主要功能就是补气。

早上太阳刚刚升起，天地间的阳气开始慢慢积累，人体内的阳气也随着旭日开始升发，以人配天，可促进阳气的生发，利于全身之气的运行。

人身上有十二条经络，手是阳气的大本营，与手掌相连的经络就有六条，它们分别是手太阴肺经、手少阴心经、手厥阴心包经、手太阳小肠经、手少阳三焦经和手阳明大肠经。而人体中的经络是输送血气的通路，连接着五脏六腑，假如经络被堵塞了，气的运行就不通畅，人就会生病，而拍手这样简单的动作就可疏通这六大经络。

可千万别小瞧了这个简单的动作，每一个小动作都对准了一个或几个重要的穴位和反射区。拍对了，刺激它们，就能打通经络，保证气血的通畅。

1 双手手指张开，手掌相对，均匀拍击，开始的时候可以轻拍，适应之后慢慢加大力度，以个人承受力为度。切记拇指与其他四指分开，以免拍手过度造成瘀血。

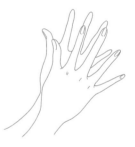

2 最好在清晨练习，如果拍手时发出的噪声太大难以接受，也可以拍"空心掌"。手指并拢，拇指紧贴食指第2指关节，这种方法的打击面缩小了，而且效果没那么好，因此拍打的时间要相对加长。

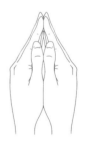

3 也可以左右掌背互拍，左右手虎口对拍，两手掌弯曲互拍，以一手的手掌心击另一手的掌心，以一手掌心击另一手虎口，两手握拳对拍。

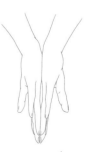

★ 美女应该尝试的站桩补气法

站桩是一种非常好的补充阳气的方法。长期站桩的人不但神采奕奕、精神矍铄，而且身体健康、享有高寿。实践证明，通过站桩能增强抵抗疾病的能力，尤其是对体弱多病的女性效果非常显著。

站桩有个要求，即"眼观鼻，鼻观心，心入定"，如此则眼无所视，耳无所听，心无所虑。《黄帝内经》提出"恬淡虚无，真气从之"，这样可以最大限度地降低人体对阳气的消耗。站桩的过程中，始终要求"立身中正"，这里面也是有奥妙的。先贤们曾经说过："形正则气顺，气顺则周身血脉贯通。"内部气血运行生生不息，阳气才能源源不绝。女性初学站桩时，只要记住几个要点就可以了。

1.首先所选场所一定要安静，可以选择幽静的公园，或是安静的小区。

2.练功时两脚分开与肩同宽，双膝略微弯曲，以向前不超过脚尖，臀部向后不超过脚跟为宜。

3.将身体的重心放于两脚中间，双手相合，中间像有一个气球，缓缓置于肚脐处，沉肩坠肘，全身放松。头部和后背一定要保持正直，臀部感觉像坐于一个凳子之上，摒弃一切杂念，心中自会有一种虚无缥缈的感觉。在练习站桩之前，应首先排空大小便，还要把衣扣腰带松开。在饭

前、饭后1小时不宜练习站桩。一般站桩至少要30分钟，腿酸痛时一定要坚持、忍耐，因为气不足，无力支撑身体重量。可以用意念去体会酸痛的部位，气就会注入这个部位。气慢慢充足后，酸痛也就消失了，身体就能蹲得更低更稳。

站桩是中国传统的养生保健方法，双手抱起来，要注意高不过眉，低不过膝，左手不往鼻右（侧）去，右手不往鼻左（侧）来。

初学站桩时，会觉得膝盖、大腿酸痛，甚至打哆嗦，这是正常的反应，慢慢就好了。尽量放松全身，什么都不要想，让气血自然流动。

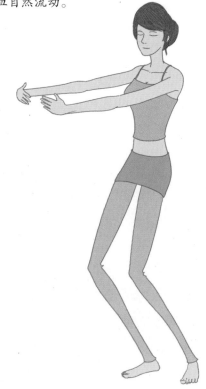

食物中的那些补气"明星"

女人要健康美丽，一定不能让身体出现气虚的状况，平时应多吃一些补气的食物。选择合适的补气食物，才能增强体质、预防疾病、健康美颜、延年益寿。一些常见的家常食物就有补气的作用：

★ 人参：让气虚的女人气息旺起来

人参是最著名的补气药，它对体寒、免疫力低下的阳虚体质的女性有很好的补益作用，对改善气虚和美容，更是功不可没。人参有补益脾肺的作用，它能补气固脱、宁心益智、养血生津，主要用于大病、久病后的体质虚弱、面色苍白、精神萎靡的调养，以及女人虚寒体质的调理。用人参调养，能大补气血，使女人的容颜红润美丽，恢复青春活力。

不过，人参是滋补强壮的药物，唯有虚损患者才宜进补。血压偏高、脑溢血、口干上火、大便干燥等热症患者都不能食用人参。体壮无虚弱征象者和幼儿均不宜服人参。

人参食疗方——人参香菇大补鸡

材料：母鸡1500克，人参3克，鲜香菇100克，油菜心20克，盐、料酒、葱段、生姜片各适量。

做法：将鸡洗净，用沸水烫一下捞出，人参、香菇切片。将鸡放入锅中，加入人参、香菇、葱、生姜、盐、料酒和适量水，炖至熟烂。捞出鸡、人参、香菇片放入碗中，取汤汁加热，加入油菜心略煮，调味，连汁浇在鸡上即成。

功效：佐餐食用，每周1次，大补元气，强身健体，适用于体虚与元气不足者。

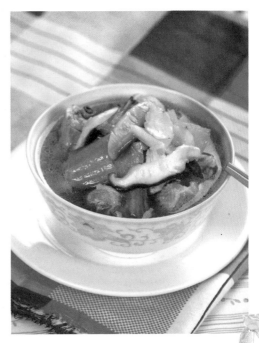

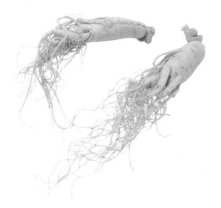

★ 山药：养阴补气一举两得

山药对女性的价值主要体现在：性味平和，不热不燥，健脾益肾的作用显著，可以先天后天双补元气——能补益肺、肾之气，培补中气最是平和。山药补气的同时又能养阴，补气而不滞、养阴而不腻，增强人体免疫力。山药还能改善血液循环，使皮肤更加滋润光泽。不会带来气机壅滞的困扰，特别适合气虚的女性食用。此外，山药能减少皮下脂肪沉积，达到减肥的效果。想要减肥的女性可以把山药作为主食。

瘦身排毒——枸杞山药鸭肉汤

材料： 山药100克，鸭肉350克，枸杞子6克，食盐3克。

做法： 山药去皮洗净，切成块；鸭肉洗净，用热水焯一下，切成小块。将山药、鸭肉放入锅内，添水烧开，小火煮至熟透，加入枸杞子，稍煮片刻。再将山药捞出放入果汁机内打匀成泥再放入原汤内，最后加入食盐调味，再烧开即可。

功效： 随量饮用。山药有减肥、降血糖的功效，鸭肉补脾气，养胃阴。适用于脾虚引起的便溏，消瘦者。

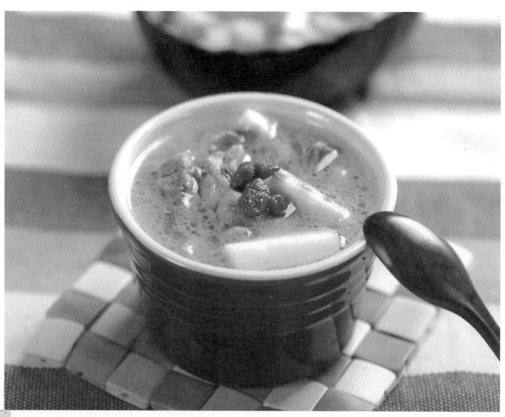

温中益气健脾的食疗方

牛肉有补中益气、滋养脾胃、强健筋骨、化痰熄风等功效。南瓜拥有解毒、保护胃黏膜、帮助消化、防治糖尿病、降低血糖、消除致癌物质、促进生长发育等多种功效。

补气健脾——南瓜牛肉汤

材料：牛后腿肉 250 克，南瓜 500 克。

做法：南瓜削皮，切成 3 厘米见方的块；牛肉剔筋膜，切 2 厘米见方的块，先在沸水锅内略焯一下，将水倒出。在锅内加清水 1000 毫升，以大火烧沸后，加入南瓜煮沸，改小火煮约 2 小时，牛肉烂熟即成。

功效：补中益气，强健脾胃。

温中补气——鲢鱼头炖豆腐

材料：鲢鱼头 450 克，豆腐 300 克，鲜香菇、火腿各 10 克，油菜心 2 棵，香菜、花生油各 5 克，胡椒粉、料酒各 3 克，盐 4 克，大葱 2 段，生姜 2 片。

做法：将鲢鱼头去鳃洗净切半；豆腐切厚片；香菇、火腿切片。炒锅注油烧热，放入姜片擦锅，下入鱼头煎至上色，加大葱爆香后，加香菇、火腿、油菜心、豆腐及适量清水，用旺火烧开，改用小火炖至熟烂，再加入料酒、胡椒粉，用盐调味，放入香菜即成。

功效：鲢鱼头炖豆腐是一道温中补气、暖胃、润泽肌肤的养生食品，适用于脾胃虚寒体质、溏便、皮肤干燥者，也可用于脾胃气虚所致的乳少症等。

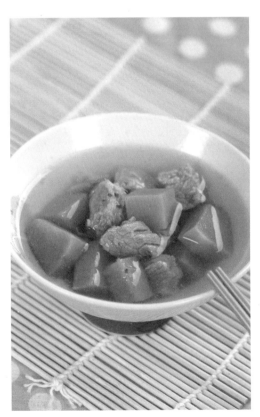

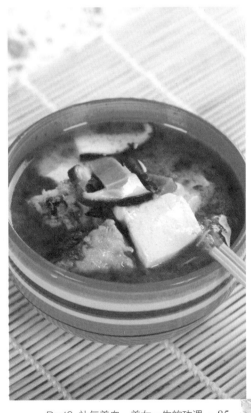

益气健脾——黄芪鳝鱼汤

材料：黄芪9克，鳝鱼300克，生姜1片，红枣5个，大蒜2瓣，盐5克。

做法：黄芪洗净，红枣去核，大蒜切段，生姜切丝，鳝鱼去肠杂，洗净，斩件。在油锅中放入鳝鱼、姜，炒至鳝鱼半熟，将全部用料放入锅内，加清水适量，武火煮沸后，再以文火煲1小时即可。

功效：饮汤吃鳝鱼肉，补气养血、健身美颜。用于气血不足引起的面色萎黄、消瘦疲乏等。黄芪鳝鱼汤适用于所有气血亏虚的人士。鳝鱼是补血佳品，红枣可以养血安神，黄芪补气，气足则血旺，诸药合用，滋补的功效就会大大加强。

大枣具有补气、健脾、补血、养心安神的功效，主治虚损，可除脾胃癖气、补五脏、润心肺，是脾胃虚弱、气血不足患者的保养佳品。下面这道黑豆黄芪红枣牛肉汤就有非常棒的补气效果，常吃对治疗女性气虚具有非常显著的辅助功效。

补气健脾——黑豆黄芪红枣牛肉汤

材料：牛肉（肥瘦）200克，黄芪9克，黑豆30克，红枣（干）50克，盐5克。

做法：将黑豆、黄芪、红枣洗净，牛肉洗净，切块；将全部用料一齐放入锅内，加清水适量，大火煮沸后，小火煮1.5小时，加盐调味即可。

功效：随量饮汤食肉，健脾益气固表。适用于神经衰弱属脾虚气弱、卫外不固者，症见面色发白、自汗、盗汗、体倦神疲、少气懒言、食欲减退。

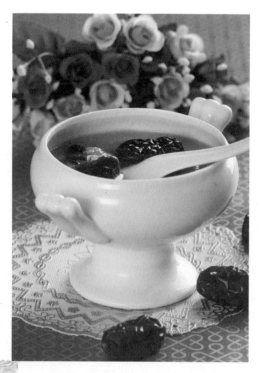

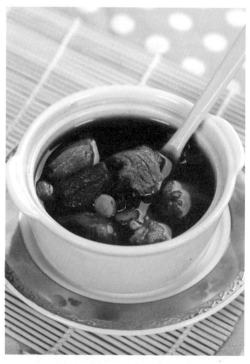

代参膏是以桂圆肉加白糖,煎熟后以开水冲服的进补良方。它适用于久病、重病之后的心脾气血亏虚,在没有痰火、没有腹泻的情况下,每次吃一茶匙,用温开水送服。因气血亏耗而出现头晕心悸、失眠、健忘的女性,服之可大补气血,比人参、黄芪的作用还要好,且食后不会影响食欲,产妇临盆前服用,效果尤妙。民间也常以桂圆肉配红枣一起煮汤服用,既可健脾开胃,又能调补气血,还可养心宁神,实为简便实用的进补良方。

大补元气——代参膏

材料: 桂圆肉 30 克,白糖少许。

做法: 桂圆肉放碗内,加白糖一同蒸至稠膏状,分 2 次用沸水冲服。

功效: 补中气,生津液,润肺健脾,开胃进食。

黄芪炖老母鸡是民间最常见的补气药膳之一,可谓男女老少四季皆宜。由于老母鸡很难炖烂,所以炖制的时间要视具体情况而定。

大补元气——黄芪炖老母鸡

材料: 母鸡 1 只(约 1000 克),黄芪 9 克,大枣、枸杞子、盐、生姜、大葱适量。

做法: 宰杀好的母鸡洗净,去头、脚、内脏,切成小块;把黄芪、大枣、枸杞子清洗干净,放入锅中,加水没过鸡;大火煮开,撇净浮沫;添加葱段和姜片,加盖大火煮沸,转小火慢炖 1 小时;起锅前添加适量盐,继续滚煮 5 分钟即可。

功效: 鸡肉性温味甘,有温中益气、补精养血的功效。黄芪为"补药之长",补气最给力。气虚、血虚、肾虚者都适宜食用黄芪炖老母鸡。

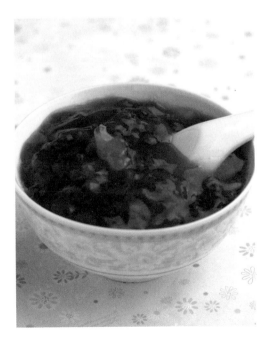

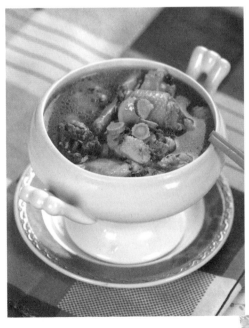

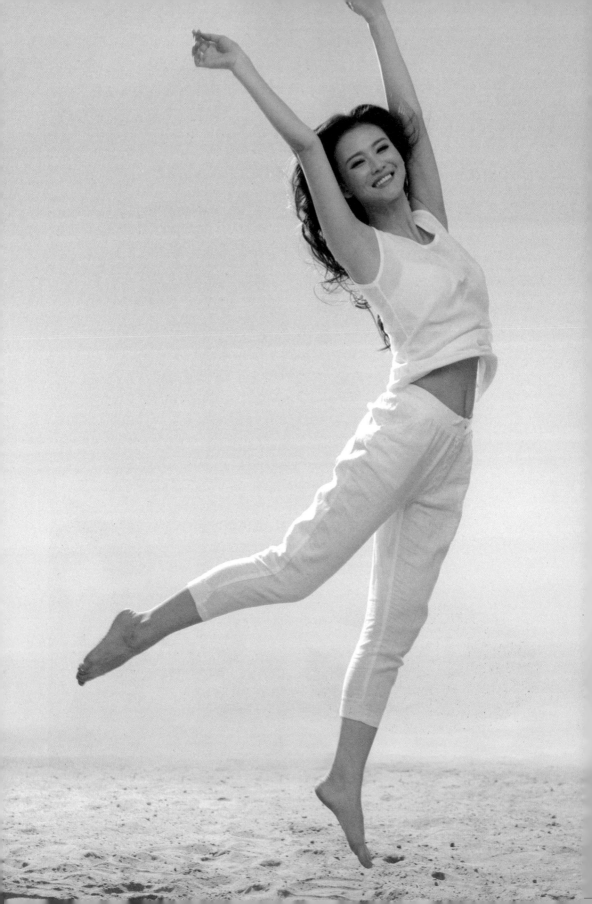

Part 4

顺时而养，女人轻松易学的内养法

四季轮转，

自然界的温度、湿度也会发生变化。

秋冬季节湿度下降，

肌肤水分就会被夺走；

春夏来临，

皮脂分泌也变得更加活跃……

所以女性要准确了解气候的变化，

根据四季法则进行内养，

才能呈现美丽与健康的状态。

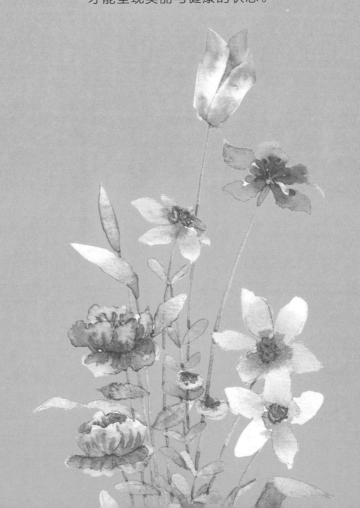

春阳升发，健脾养肝美如花

春天是万物复苏的季节，天气变化不定，也是各类病菌活跃的时期。女性要早睡早起，睡好子午觉，就有利于人体保持阴阳平衡，增强自身的抵抗力。春季也是肝气旺盛的时节，正是养肝补脾的好时候，应该抓住时机，多吃养肝健脾的食物。

俗话说："春捂秋冻"，早春季节不要急着把棉衣脱掉。因为春季乍暖还寒，昼夜温差很大，而且还要预防倒春寒的侵袭。所以春季养生一定要注意保暖，衣服要逐渐减少，以防气温的反复。

★ 春光虽美，也要对风邪和阳光有所戒备

美丽的春天，正是变化无定的季节。风邪与湿邪、热邪等合而为患，就会导致湿疹、过敏性紫癜等过敏性疾病，影响健康和美丽。那么怎样预防春季风邪和过敏呢？

避免接触过敏原

春季随着气温的升高，灰尘中藏有大量螨虫，花粉颗粒也会飘散在空气中，常常引起哮喘发作、皮肤瘙痒等过敏症状，所以要尽量避免接触这些过敏原。

摄入抗过敏食物

在饮食中增加具有抗过敏作用的食物，强化身体抗过敏的能力。比如红枣、蜂蜜、金针菇、洋葱、青葱、大蒜、菜花、黑木耳等。

少食容易致敏的食物

容易引起过敏的食物，主要有鱼虾、海鲜、鸡蛋、牛奶。

春末夏初，明媚的阳光逐渐变得炽烈起来。初春时，皮肤多晒晒太阳，对健美是有益的，但在春末夏初，皮肤过分被阳光烤晒，则害多益少。春风和空气中的尘埃及逐渐增强的紫外线对皮肤有一定的威胁，特别要防止紫外线的照射。因为春天皮肤娇嫩，耐受性差，即使是比较弱的阳光，往往也会使皮肤出现晒斑，尤其是面部有雀斑、黄褐斑的女性，更要注意防止阳光过度的照射，可提前使用防晒霜或戴遮阳帽。

★ 春季护肤讲究多

早春季节，气候逐渐由干冷转温，干性皮肤也会变得较润泽。因此，进入春季后，干性皮肤的女性可根据情况改用油性少、水分多的乳液类化妆品。因为乳液透气性好，使人感觉舒适。春夏之交，油性皮肤会更油腻，气温越高，皮脂腺分泌越旺盛，容易诱发痤疮，尤其在晚春时节，要注意及时清除皮肤表面的汗液、皮脂及污垢，不要扑粉，避免使用粉底霜。每周敷面膜1次，以疏通毛孔。

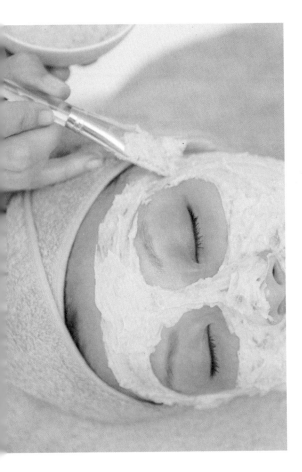

★ 会吃的美女更健康

春季饮食最好少吃辛辣之物，以免上火损伤脾胃。在五脏与五味的对应关系中，酸味入肝，具有收敛的特性，因此很不利于阳气的升发和肝气的疏泄，所以最宜忌酸。

立春之后，不论是食补还是药补，都要逐渐减量，以适应春季气机舒畅、阳气升发的特点。同时还要减少食盐的摄入量，因为咸味入肾，吃盐过量容易伤肾气，很不利于保养阳气。

饮食调养要投脏腑之所好，有目的地选择那些柔肝养肝、疏肝理气的食物和草药。选择稍微偏甜的较为合适。

春季阳气初露，饮食的调养要注意升发阳气，多吃些辛甘发散之品，比如百合、山药、木耳等，调制成粥类的饮食最为养脾胃。也可以选择辛温发散的葱、香菜、花生、韭菜、虾仁等。

许多食物有较好的美容作用，如豌豆，除了能补充人体的营养以外，炒熟慢慢咀嚼，可锻炼面肌，促进人体的血液循环和新陈代谢，从而使脸色红润、光滑。此外，春季气候干燥，要特别注意多饮水，尤其是在临睡前。别小看睡前的一杯水，对肌肤是非常宝贵的。

夏阳最盛，清热除湿护身心

炎炎夏日持续高温，阳气最盛，女性皮脂分泌旺盛，会使面部出现各种问题，灰粒粉尘阻塞毛孔，加上汗渍油垢，使皮肤更容易滋生黑头、粉刺，而且长时间的曝晒会使皮肤变黑、变粗糙，产生色斑。所以，夏日养颜尤其重要。

★ 暑热如蒸，美女要多败败火

进入盛夏后，暑热邪气逼人，令人心烦上火，耗散阳气津液。而长夏湿邪更盛，暑热湿蒸，侵犯脾胃功能，消化吸收功能低下，食欲下降，从而导致人体气血不足，容易疲乏、口渴、焦躁难眠等。如果出现阴虚，就说明人体的阴阳失去了平衡，就会损害健康，各类美容问题也会接踵而来。

夏季闷热，一旦上火，很容易导致毛孔扩张，皮脂腺与汗腺的分泌也大大增加，容易对皮肤造成损害，湿疹、皮炎等各种皮肤病就有了可乘之机。有湿疹病史的人，病情往往会复发或加重，要注意工作环境和生活环境的湿度，注意不要太高，以免产生致敏物和霉菌。

夏季要使用温水洗澡，不要频繁使用洗护用品，减少致敏的可能。饮食上应少吃辛辣刺激、容易致敏的食物，要保持心情愉快，保证充足的睡眠，增强身体免疫力。

★ 保湿和防晒的功课一定要做足

夏季气温高，人体水分蒸发较快，有人就频繁地洗脸以期达到保湿的功效。刚洗完脸时，皮肤的确会感到滋润，但却不会起到保湿的作用；相反，如果洗脸过频，又不注意及时擦干脸上的水珠，那么脸部深层水分也会随着脸表面的水珠一起被蒸发掉。所以，我们不能用洗脸来代替保湿。建议大家每次洗脸后要及时擦干脸部水分，适当涂点保湿产品，此外还要喝点功能饮料，以补充随着汗液蒸发掉的盐分。

夏天，女性常会涂防晒霜，夏天确实需要防晒，有人涂了一层又一层，生怕涂少了会被毒辣的太阳晒坏。但是夏天女性容易出汗，防晒霜涂得太厚会把毛孔堵住，汗液得不到排泄就会在体内变成垃圾。涂抹防晒霜并不是涂得越多越好，要适量涂抹，每隔一段时间要补涂。注意要选择防晒指数适合的防晒霜，并适时卸掉。

★ 清热凉血、化湿解毒是夏季关键词

夏季美容，应当以清热、化湿、解毒、凉血为主，少吃辛辣、甜味、煎炸等燥热油腻的食物，多吃柠檬、柚子、苹果、甜瓜、哈密瓜、香蕉、葡萄、梨、圆白菜、柿子、芹菜等水果和蔬菜，以清除体内的热毒和暑湿，减少皮肤病的发生。

夏天，人体的血液流通比较畅快，新陈代谢较为旺盛。油脂在夏季分泌相对增加，油性皮肤的人在此时往往很容易长粉刺，严重的还会化脓，所以在夏季更应注意肌肤护理。每天都要洗净脸部的汗垢及油脂等分泌物，出汗后要马上洗脸以保持皮肤清洁。如果长了粉刺，千万不要用手去挤，因为手上总是有很多肉眼看不到的细菌，用手挤很容易导致化脓发炎，甚至还会留下疤痕。为了预防粉刺，女性在饮食上还要注意少吃有刺激性的、甜的或脂肪多的食物。

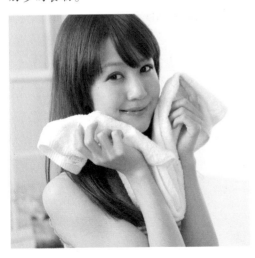

★ 滋阴清补，补出夏日好肌肤

夏季饮食宜于清补。清补就是要把体内的毒素清除，然后再扶正固本、滋阴补气。夏季气候高热高湿，有些女性原本是中性皮肤，此时常会变成油性或干性皮肤。这时，人们就应根据季节的变化调整美容护肤品，以使皮肤得到最佳保护。

夏季饮食的原则宜清淡、少油腻，以温食为主。南方一些湿气重的地区爱吃辣椒，可以除湿排汗、增加食欲、帮助消化。喝粥是一个不错的选择，既能生津止渴、解暑，又能补养身体。

从饮食的角度来说，应多吃酸、甘的食品，以寒凉食物为主，多吃生津消暑的瓜果蔬菜，比如西瓜、冬瓜、黄瓜、苦瓜、绿豆、豆芽菜、百合、菠菜、白菜等，这些果蔬富含大量水分和纤维素，可防止脱水、清除宿便。还要避免吃辛辣、燥热、油腻的食物和冷饮。

夏季进补要与秋冬滋补区别开，因为冬季的滋补佳品，如人参、鹿茸等都属性温热，非常容易上火，忌在夏季服用。夏季养颜补气、滋阴健体，最好选择能益气、生津、养阴的补品，尽量服用那些"滋阴清补"的药食，如铁皮石斛。铁皮石斛有"滋阴圣药"之称，滋阴清热，养胃生津的效果显著。

秋阳下降，滋阴润燥养容颜

秋季是万物成熟的收获时节，阳气逐渐收敛，天干物燥，万物开始逐渐凋谢、衰败，多愁善感的女性容易郁结。所以秋季女性不但要养身，还要养心。

★ 过剩的燥气让美女很受伤

秋季天高气爽、燥气过盛，风燥之气最易伤肺。肺主皮毛，所以燥邪为病，很容易使肌肤失去光泽，耗伤津液，人体会呈现出一派干涸之象，皮肤干燥皲裂、鼻干咽涩、口干舌燥、大便干燥等。

燥性干涩

很容易伤人津液因为燥邪是干涩之病邪，所以外感燥邪最易耗伤人体的津液，造成阴津亏虚的病变，表现为皮肤干涩甚则皲裂、口鼻干燥、咽干口渴、毛发不荣、小便短少、大便干结等各种病症，严重影响女人的健康。

燥易伤肺

因为肺为娇脏，外合皮毛，肺的呼吸与大气相通，性喜清肃濡润而恶燥。燥邪伤人，大多是从口鼻而入，所以最易耗伤肺津，影响肺的宣发肃降功能。肺气伤耗，人就会出现干咳少痰，痰液胶黏难咳，甚至痰中带血，喘息胸痛等病症。

补水是秋季养肺的关键。每天至少要饮水6~8杯，适当地补充些果汁、矿泉水会更好。饮水要合理，多次少饮，以清淡滋润的饮料为主。若活动量大，出汗多，应增加饮水量，这样可使肺部安度金秋。

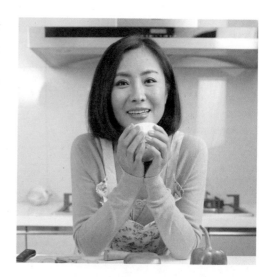

★ 养阴润肺正当时

秋季阳气渐收，阴气生长，故保养体内阴气成为首要任务。养阴益气可以防止肺燥，温养肺气、鼓舞阳气。食疗上要以滋阴润肺为原则，多食芝麻、核桃、鲜藕、蜂蜜、梨、百合、银耳、绿豆、柿子等滋阴润肺的食物；乌鸡和核桃都是对女人养颜养生有益的食物，可适当进食；另外，猪肺、龟肉、燕窝、芝麻、豆浆、薏苡仁、花生、鸭蛋、菠菜等具有滋阴润燥的功效，尤其适合秋天食用。

★ 秋凉袭人，要小心应对

秋天气候多变，早晚温差大，冷热失常，在燥气中还暗含秋凉。人们经夏季过多的发散阳气之后，机体各组织系统均处于阴液相对贫乏的状态，如果这时再受风着凉，极易引发头痛、鼻塞、胃痛、关节痛等一系列症状，甚至使旧病复发或诱发新病。老年女性和体质较弱的女性对这种变化的适应性和耐受力较差，更应注意防范。

★ 做好皮肤保养

在秋季不但要特别注意补充水分，还要做好皮肤的外部护理。皮肤的外部补水有两个途径，一是用蒸气熏蒸面部，另一个就是外用保湿护肤品，这样不但可以补水，还可以减少水分的散发。白天坚持做两次面部清洁，用护肤霜适当补充油分和水分，使皮肤保持洁净和滋润，晚上则要用不含酒精的化妆水进一步洁肤及补充水分，然后涂抹渗透性比较强的滋润晚霜，并适当热敷，以期得到深层次的皮肤滋养。

★ 化解"悲秋"之情

不同的季节对人的情绪有不同的影响，其中"秋郁"就是一个很典型的现象，所谓"伤春悲秋"，说的就是这种秋郁的状态。为摆脱这种状态，女性要做好以下功课：

要有充足的睡眠

尽量在晚上10点前入睡；中午适当"充充电"，小睡20~30分钟也有利于化解困顿情绪。

多吃"好心情"食物

如莲藕、莲子、小麦、甘草、红枣、桂圆等，这些食物有养心安神的作用，对舒缓焦虑、抑郁很有帮助。

要有宽容心

一个不会宽容只知苛求的人，其心理往往处于紧张状态，会导致神经兴奋、血管收缩、血压升高，不利于情绪的调节。

经常放松，多做户外活动

多接触大自然，多运动可以对神经系统产生良好的调节和安抚作用，消除秋郁。经常做做静心操也可以让身心保持舒坦平和的状态。

冬阳潜伏，调养气血驻青春

冬天阳气潜伏，气温很低，束缚了肌肤滋润皮脂的自然分泌，加上各种猝不及防的外界刺激，女性自然容易衰老。女人要想在寒冷的冬季保持肌肤的青春活力，就要好好调节气血。

★ 防寒保暖才能养出冬日美肌

对于女人来说，冬天可谓是一个"讨厌"的季节，人们要把自己包裹得严严实实，曼妙的曲线、雪白的肌肤也都被"包裹"了起来。更要命的是，冬天"讨厌"的天气对皮肤的伤害尤为严重，因为除了像秋天一样干燥之外，还有严寒和风雪的刺激，所以冬季美容必须格外当心。

中医认为，寒为冬季主气。南方的冬天往往比北方的冬天更令人难以忍受，因为南方湿气比较重，寒湿袭人。寒邪会影响肌肤的新陈代谢，使肌肤变得粗糙暗淡、皱纹加深、丧失弹性，变得松弛、衰老。而湿气易使人肥胖，让人觉得身体沉重、困倦、手脚冰冷、皮肤起疹，脸上也黏腻不爽。湿气遇寒邪则成为寒湿，更成为冬季美容的大克星。

人体面部为"诸阳之会"，在寒邪侵袭时，面部阳气首先受损，失去温煦功能，面部颜色呈现苍白或青紫，局部温度过低，还可发生冻疮或寒冷性多形红斑。

此外，寒性凝滞，可使面部血管发生挛缩，影响面部供血，进而影响美容；寒主收引，可使人体气机收敛，腠理、经络筋脉收缩而挛急。人们常有这样的感觉，冬天面部皮肤紧绷，缺乏滋润感，这与寒邪侵袭有关。所以，冬季皮肤保养关键是防寒保温。

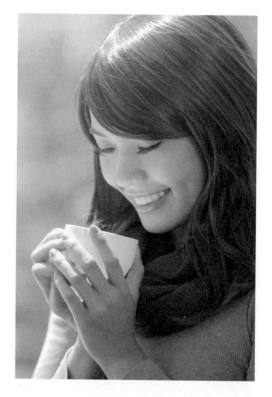

★ 储藏气血好过冬

中医认为：冬季是阴盛阳衰的时节，寒为阴邪，易伤阳气。而阳气是生命之源，不可损耗。所以，要在冬季养出好颜色，先要做好"阳气收藏""养肾防寒"的养生功课，只有储藏足够的气血，我们才能有足够的美丽资本。

常言道，"男怕伤肝，女怕伤肾"，肾是人体的"命门"，更是女人美丽健康的发动机。女人患肾虚的越来越多，很多女人年纪轻轻就感到腰酸腿软、浑身无力、手脚冰凉，如果不化妆，一脸的憔悴和病容，这都是肾气不足造成的。命门肾火为生命之源，而冬季是养肾的最好时机。所谓"腰为肾之府"，可以搓擦腰眼穴，将两手搓热，紧按腰部，用力揉搓10分钟，可以疏通筋脉，增强肾脏功能。还可以揉按丹田和肾俞穴，即将两手搓热，在丹田部位和肾俞穴按摩10分钟，可以改善腹部的血液循环，增强人体的免疫功能，强肾固本、延年益寿。

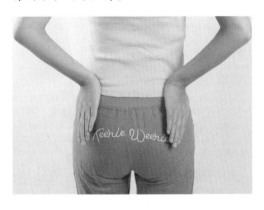

★ 守阳养阴保阳气

冬天，人体血液循环不畅，就会感觉手脚冰凉，再加上女人体质偏阴，如果身体比较弱，就会出现阳虚的状态。这时就需要注意防寒保暖，守阳养阴。

避寒保暖，尤其要注意头部保暖。如果不注意头部保暖，头部血管会因为天气寒冷而收缩，产生头痛等症。二是背部保暖，不然会出现颈椎、腰椎疼痛。三是脚部保暖，由于脚离心脏最远，血液供应少且慢，因此脚的皮肤温度最低。中医认为，足部受寒，势必影响内脏，可引致腹泻、月经不调、腰腿痛等病症。

冬季守阳养阴，尽量早睡晚起。因为早睡可以保养人体阳气，保持温热的身体；而晚起可养人体阴气，待日出后再起床，就能躲避严寒，求其温暖。

除了起居上要早卧晚起，运动要以静为主，少做剧烈的运动，减少肾精的消耗。精神上要平和，勿大嗔、大悲、大喜。

"冬天动一动，少生一场病；冬天懒一懒，多喝药一碗。"由此可见，冬季健身是多么的重要，女人千万别因为天气太冷，就懒得活动，因为越懒得动弹，身体就会越冷。很多女生手脚冰冷、特别畏寒，原因都出在中气不足。动能生阳，只要增加活动量，就能改善血液循环，全身就会跟着暖和起来。

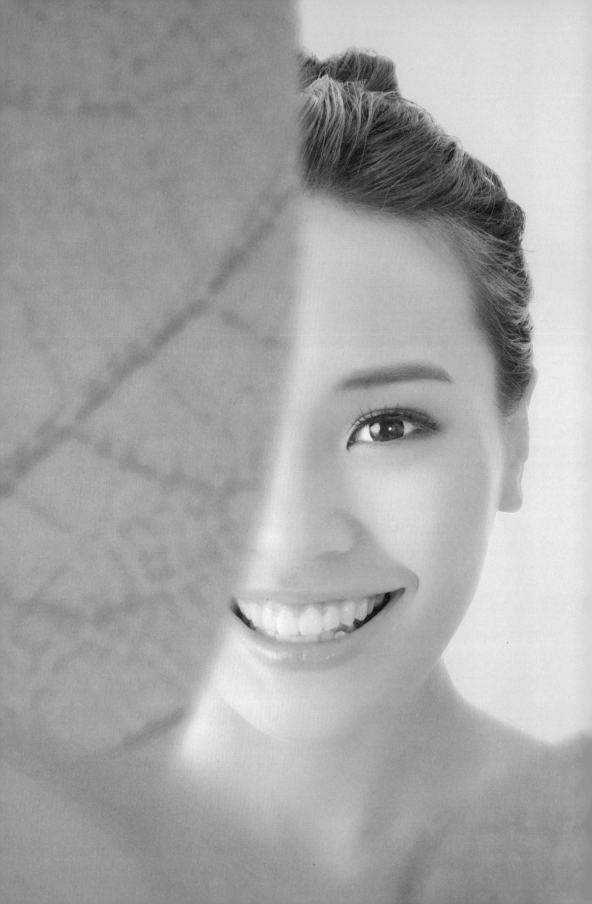

Part 5

对号入座，顺应体质内调养颜

治病讲究对症下药，

养生也是如此。

每个人的体质都具有相对的稳定性，

养生就要顺应体质的稳定性，

来优化和改善体质。

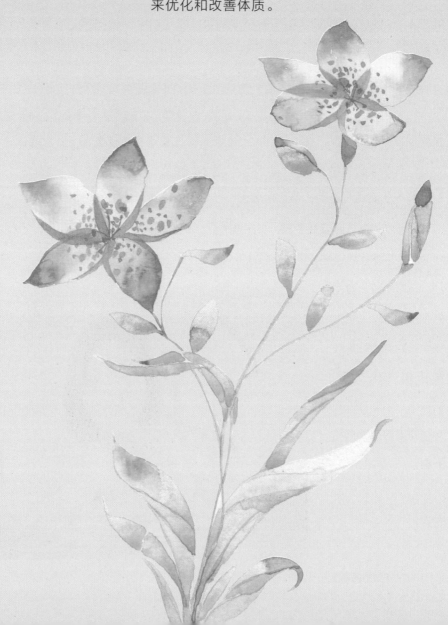

平和体质的女性——饮食均衡，适当运动

平和体质是九种体质中最稳定、最健康的一种体质。这类女性肤色润泽，头发稠密有光泽，目光有神，唇色红润，不易疲劳，精力充沛，睡眠、食欲好，大小便正常，性格随和开朗，社会和自然适应能力强。由于平和体质的人身体本身是处于平衡状态的，因此只要注意均衡饮食、适当运动健身就可以了。注意饮食调养；饮食宜粗细粮合理搭配，多吃五谷杂粮、蔬菜瓜果，少食过于油的和辛辣食品；不要过饥过饱，也不要进食过冷、过烫或不干净的食物；注意戒烟限酒。

1. 春季宜多食蔬菜，如菠菜、芹菜、春笋、荠菜等。

2. 夏季宜多食新鲜水果，如西瓜、番茄、菠萝等，其他清凉生津食品，如金银花、菊花、鲜芦根、绿豆、冬瓜、苦瓜、黄瓜、生菜、豆芽等均可酌情食用，以清热祛暑。

3. 秋季宜食用濡润滋阴之品以保护阴津，如沙参、麦冬、阿胶、甘草等。

4. 冬季宜选用温补之品，如生姜、肉桂、羊肉等。

起居宜规律，睡眠要充足，劳逸相结合，穿戴求自然。通过运动强身健体，由于平和体质的女性身体素质较好，平时可以选择强度较大的运动，如羽毛球、网球、乒乓球等球类运动以及跑步等。宜保持平和的心态，可根据个人爱好，选择弹琴、下棋、书法、绘画、听音乐、阅读、旅游、种植花草等活动放松心情。

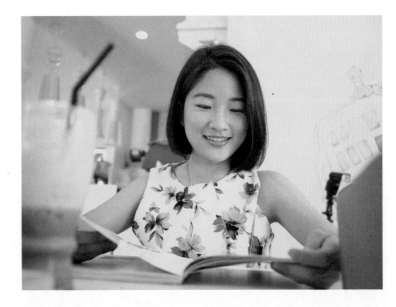

阴虚体质的女性——关键是滋阴清热，滋养肝肾

阴虚型体质的判断方法

阴虚，就是身体里的精血或津液亏损。比如一个女人吃得很多，却不会长肉，很可能就是阴虚。

阴虚体质对于美容的影响是很多女性关心的问题，如何才能判断自己是不是阴虚体质呢？阴虚质的女性形体消瘦、面色潮红、口燥咽干、心中时烦、手足心热、少眠、便干、尿黄、不耐春夏、多喜冷饮、脉细数、舌红少苔。若患病则上述诸症更加明显，或伴有干咳少痰、潮热盗汗（肺阴虚），或心悸健忘、失眠多梦（心阴虚），或腰酸背痛、眩晕耳鸣、月经量少，或胁痛、视物昏花。

中医认为，"阴精为百病之因与果"，阴虚导致的疾病在临床中屡见不鲜，如高血压、冠心病、慢性肝病、慢性胃病、糖尿病等。

阴虚质女性的养生原则是补阴清热，滋养肝肾。五脏之中，肝藏血，肾藏精，同居下焦，所以，以滋养肝肾二脏为要。

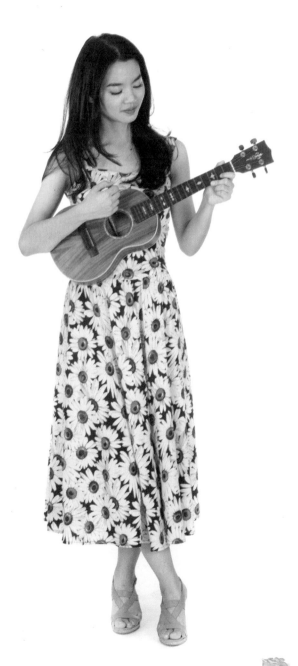

阴虚女性要遵循的保养原则

阴虚的女性一般身体都比较消瘦，而且脾气急躁，这一类女性的调养需要养阴、清热。

★ 阴虚体质的女性饮食原则

1. 阴虚就要补阴，那就多吃清补食物，以甘凉滋润、生津养阴的食物为主。

2. 多吃新鲜果蔬及富含蛋白质的食物也能补阴。

3. 管住嘴，为了美丽和健康，忌吃热性上火的食物，以及脂肪、碳水化合物含量过高的食物。

★ 阴虚体质的女性宜多吃的食物

1. 阴虚的女性要以补阴为主，可以多吃些银耳、莲子、山药、冰糖、百合等滋阴的食物。

2. 酸甘可化阴，甘寒可清热，如石榴、葡萄、枸杞子、柠檬、苹果、梨、柑橘、香蕉、枇杷、桑葚、西瓜、甘蔗、冬瓜、丝瓜、苦瓜、黄瓜、燕窝等，都较适合阴虚体质的女性食用。

3. 宜吃富含优质蛋白的食物，如猪肉、兔肉、鸭肉、乌鱼、蚌肉、牡蛎、海参、银鱼等。

4. 平时可以经常吃枣皮粳米粥、百合粳米粥、银耳红枣羹、百合莲子羹等。

5. 少食辛辣、辛热、煎烤的食物，如狗肉、羊肉、韭菜、茴香等。

★ 食补为主，药补为辅

俗话说"男要壮阳，女要滋阴"，从这句话可见，女性养生重在滋阴。女性养阴，需要懂得一些滋阴常用的中药。

枸杞子

具有养肝补肾、润肺补虚、益精明目、固髓健骨的功效，中医常用它来治疗肝肾阴亏、腰膝酸软、眩晕耳鸣、失眠多梦、潮热盗汗、消渴、肥胖、皮肤衰老、脱发及头发早白等症状。

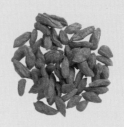

桑葚

具有生津止渴、促进消化、帮助排便的功效。适量食用有利于促进胃液分泌、刺激肠蠕动及解除燥热。同时桑葚中含有乌发素，常食可使头发变得黑而亮泽。另外，桑葚富含胡萝卜素，常食可明目，缓解眼睛疲劳干涩的症状。

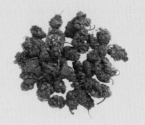

天冬

具有养阴清热、润肺滋肾、除燥降火的功效。常用于治疗阴虚发热、肺燥干咳、虚劳咳嗽、津伤口渴、心烦失眠、内热消渴、肠燥便秘、肺痿、肺痈、白喉等病症。服用天冬，可滋润女性肌肤，让女性保持青春活力。

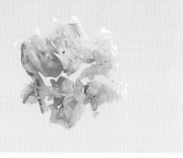

女贞子

具有养肝补肾、滋阴强身、明目乌发的功效。常用于治疗由肾亏所致的腰膝酸软、四肢乏力、头昏、耳鸣、眼花、视力衰退、阴虚骨热、须发早白、烦热骨蒸、月经不调、盗汗、失眠等。

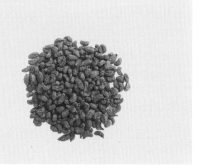

在选购滋阴中药或中成药时，一定要咨询专业医生，寻求专业指导，以免乱服中药引起身体不适。

★ 接地气，养阴虚

对于阴虚体质的人来说，接地气是养阴的重要方法。这就是说，应该经常赤足，地气可以从足心的涌泉穴上升至人体。多做些"静"动，如一些动作舒缓、运动量小的运动项目，长期练习可舒缓女性紧张、愤怒、疲劳、抑郁、慌乱等心境，同时还有助于增强体质、抵抗疾病。运动地点也需阴气充足，以便在锻炼中可以不断地吸取阴气，使阴液充沛，以达到阴阳平衡。

此外，要适当进行食补，同时保证睡眠，不熬夜，不透支阴液，适当做一些养生的运动，对身体有很大的帮助。三伏天是不适合锻炼的，否则很容易中暑。同时，也不要在温度过高的场所工作。

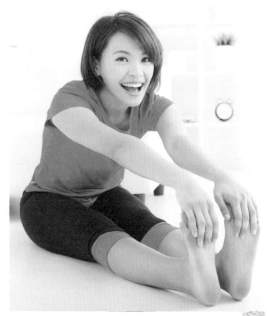

阴虚体质调养的食疗方

滋阴补肺——陈皮银耳炖乳鸽

材料： 乳鸽 2 只，水发银耳 100 克，水发陈皮 10 克，高汤 500 克，盐、味精适量。

做法： 将乳鸽、水发银耳分别放入沸水中焯一下，然后过凉，盛入汤碗，再放入 10 克水发陈皮。起锅，倒入高汤，用中火烧开，加入盐、味精等调味品调匀，盛入汤碗中，放入蒸锅用大火隔水蒸 30 分钟至熟。

功效： 这是一道日常菜谱，也是一道药膳，女性经常服用，可以滋阴益肾、补中益气、抗衰老、增体力。

养血养阴——百合红枣牛肉羹

材料： 鲜牛肉 300 克，干百合 50 克，白果 10 克，红枣干 10 个，生姜 2 片，少量盐。

做法： 将整块牛肉放入沸水中焯一下，捞出沥干，切薄片。白果去壳，用水浸去外层薄膜，百合干、红枣干、洗净。在煲内加入适量清水，大火烧开后，调中火，放入干百合、红枣干、白果、姜片，煲至百合将熟。加入牛肉片，煲熟，加入适量的盐调味。

功效： 这是一道常见的滋阴养血、美容养颜佳品，女性可经常食用，但因含有百合，患有风寒咳嗽、溃疡病、结肠炎的人不宜食用。

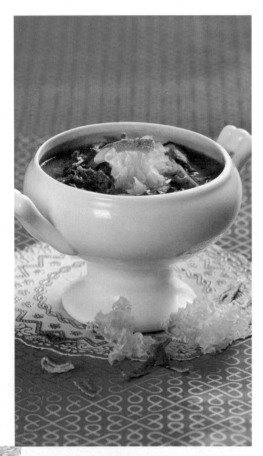

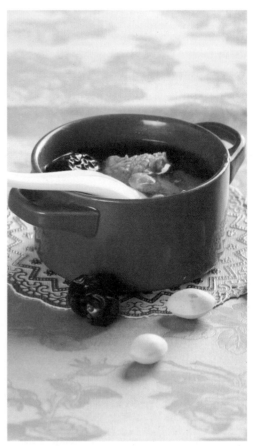

阳虚体质的女性——关键是温阳散寒，温补脾肾

阳虚型体质的判断方法

    阳虚是中医常说的一种人体特质，通常表现为四肢冰冷、贪睡乏力、唇色发白等。在沉闷的酷夏，阳虚的女性因为精气不足，也更容易受夏气所伤，这时如果过度防暑降温，就会使身体更加脆弱。

    在寒冷的气候环境中，有的人衣着单薄，却精神抖擞，精力旺盛，甚至年过花甲还到江河冬泳；也有的人年纪轻轻就特别怕冷，刚一入冬，就全身捂得严严实实，却还手脚冰凉。中医认为"阳虚则外寒"，也就是说，人体阳气衰微，气血不足，不能温煦肌肉以抵抗外来寒邪侵袭，人就特别容易怕冷。由此可知，特别怕冷的人多属于阳虚体质的人。

    特别怕冷的女性，免疫与抗病能力低，极容易患感冒，并往往出现头部发沉、肩臂酸痛、全身乏力以及头晕目眩等症状。

    阳虚质的人多见于形体白胖的女性，主要表现为面色淡白无华、口淡不渴、怕寒喜暖、四肢倦怠、小便清长、大便时稀、自汗、脉沉乏力、舌淡胖。其人患病可见畏寒蜷卧、四肢厥冷，或腹中绵绵作痛、喜温喜按，或身面浮肿、小便不利，或腰脊冷痛、下利清谷，或阳痿滑精、宫寒不孕，或胸背彻痛、咳喘心悸，或夜尿频多、小便失禁等。

    阳虚体质女性的养生原则是温阳散寒、温补脾肾，因为阳虚者关键在补阳。五脏之中，肾为一身的阳气之根，脾胃为气血生化之源，故当着重补之。

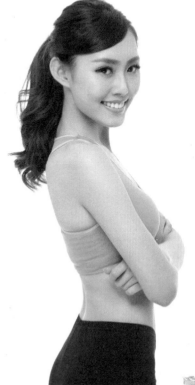

调养有方补阳气

★ 饮食调养

阳虚体质的女性，饮食上宜吃性属温热、具有温阳散寒作用的食品。有壮阳作用的食品有羊肉、鹿肉、鸡肉等。忌吃性寒生冷之物、各种冷饮和生冷瓜果。

遵循"春夏养阳"的法则，在夏日的三伏中，配合天地阳旺之时，每伏都食用附子粥或羊肉附子汤一次，可以非常有效地壮人体之阳。

★ 精神调养

阳虚体质的女性常常心虚气短、低声懒言，还特别容易疲倦，凡事缺少激情，性欲也大大衰退，情绪往往很不好，不是悲观失落就是怕这怕那。因此，阳气不足的人要善于调节自己的情绪，尽量减少或消除不良情绪的影响。

★ 冬防寒邪

阳虚体质的女性总是特别怕冷、怕热，适应寒暑变化的能力很差，天气稍微转凉，就觉得冷得无法忍受。因此要顺应节气的变化，冬日特别要注意"避寒就温"，保护阳气，提高冬季御寒的能力。

★ 夏防风邪

阳虚体质的女性在夏季切不可在室外露宿，避免在树荫、水亭、风很大的过道停留太久。不要让电扇直吹，室内外温差不要过大，否则很易造成手足麻木、面瘫等"风痹"病的发生。

★ 活动身体

"动则生阳"，阳虚体质的女性要加强身体锻炼，比如太极拳、瑜伽、站桩功、内养操、散步、慢跑、五禽戏、八段锦、工间操、各种球类、舞蹈活动等，春夏秋冬都要坚持不懈。经常到野外爬山、郊游，多进行日光浴、空气浴，也对身体大有好处。

★ 药物养生

具有补阳功效的中药很多，最常见的滋补肾阳的中药有鹿茸、冬虫夏草、蛇床子、淫羊藿、巴戟天、仙茅、肉苁蓉、锁阳、核桃仁、补骨脂、益智仁、杜仲、续断、狗脊、菟丝子、海马、骨碎补、沙苑子、蛤蚧、牡蛎等。女性可以对照自己的体质选用适合自己的补阳中药。

★ 穴位按摩

"气海一穴暖全身"，气海穴可以调整全身的虚弱状态，有增强免疫力的作用。气海在肚脐下大约二指宽，和肚脐相对的点。对这个穴位的按摩，要用拇指或中指的指端，以适中的力量揉，每天揉3分钟。经常按摩气海穴，可以强身健体。

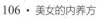

阳虚女性食补的"明星"食材

宫寒的女性数量相当庞大。宫寒的女性往往气色不佳，宫寒还是子宫肌瘤、卵巢囊肿、乳腺增生等妇科疾病背后的黑手，尤其容易导致内分泌失调而引起不孕和痛经。

从中医上说，宫寒是女子肾阳不足所导致的冲任二脉气血流通不畅，身体出现内寒，胞宫失于温煦，表现为下腹感到坠胀、疼痛，得热则会缓和一些，白带多、痛经、月经失调、神疲乏力、怕冷畏寒等。

宫寒的女性应该如何进行饮食调理呢？重点是要暖宫。很多食物都有养阳、暖宫的效用，如：

食物	作用机理	用法
阿胶	可促进红细胞和血红蛋白的生成，促进钙的吸收。多用于改善各种出血或贫血等	阿胶 1 克，砸碎后放入大碗里，加入 20 毫升黄酒蒸至阿胶融化，加入适量红糖搅拌至红糖融化即可
桂圆肉	富含铁（每 100 克桂圆肉含铁 3.9 毫克），可用于贫血的食疗	煲汤、煮粥为宜。属于温热食物，孕妇、儿童不宜食用
桑葚干	每 100 克含铁 42.5 毫克，有水果中的"补血果"的美誉	将桑葚干煮粥吃，每日食用一碗桑葚粥，补血、美容效果显著，但孕妇慎用
枸杞子	具有很好的滋补肝肾的作用，温热身体的效果相当强	可单用枸杞子泡水，或与各种粥品、汤品搭配
红豆	有滋补强壮、健脾养胃、利水除湿、和气排脓、通乳汁的功效，并能清心火、补心血，非常适合暖身驱寒	可单用红豆煮水饮，或与鲤鱼、冬瓜、薏米等搭配食用
黑枣	是润泽肌肤、乌须黑发的佳品。经常食用可以帮助女性补气养血，并对延缓衰老、增强机体活力、美容养颜很有帮助	平常煲汤时加一小把黑枣，既有营养又好消化。但黑枣不宜空腹食用，不宜多吃

此外，还有刀豆、核桃、栗子、韭菜、辣椒、生姜、大葱、茴香等，也都是不错的养阳食物。只要一日三餐合理搭配食用，阳虚的体质就能得到很好的改善。

祛寒补虚养血的食疗方

温壮肾阳、收敛止带——参茸鸡汤

材料：鸡胸（腿）肉 120 克，红参 2 克，鹿茸 1 克，盐适量。

做法：鸡肉洗净，去皮切小块；红参切片。全部材料放入炖盅内，加开水适量，加盖，隔水慢火炖 3 小时，加盐调味即可。

功效：汤成趁热服。鹿茸为峻补肾阳之要药，此汤能温壮肾阳、收敛止带，补肾阳、益精血，常用辅助治疗肾阳不足、精血亏虚、腰酸肢冷、带下过多、宫冷不孕、小便清长。

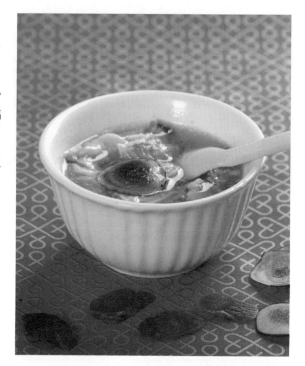

滋阴补阳——山药海马汤

材料：海马 3 克，九香虫 3 克，仙茅 5 克，淫羊藿 3 克，熟地黄、菟丝子、山药各 15 克。

做法：将以上中药碾成粉末状。砂锅内放 3 碗水，加入药粉。大火烧开，然后转小火，3 碗水煎成 1 碗。用细纱布滤渣取汁。分 2~3 次温服，每次服用时可适当兑温开水。

功效：此中药汤可以滋阴补阳、强身健体，是阳虚体质者的良方。

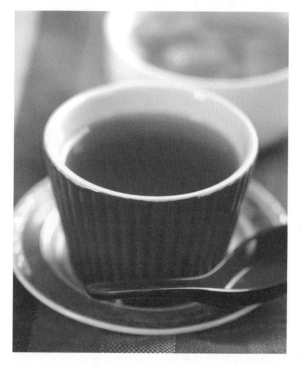

补肾活血——清笋汤

材料： 鲜冬笋 250 克，水发木耳 50 克，香菜 10 克，清汤 800 克，葱 1 段，姜 1 片，盐适量。

做法： 将冬笋去根、皮，切成薄片。放入沸水中略烫，捞出沥干待用。把木耳撕成适当大小的片；香菜洗净、切末待用。炒锅置旺火上加热，放入清汤，加入葱段、姜片、盐。煮一段时间后，再放入冬笋片、木耳片，煮沸。撇去浮沫，撒上香菜末即可。

功效： 口味清淡，含盐量少，养肝调胃、补肾补气，可以快速补充人体流失的水分，还有活血凉血的功效。

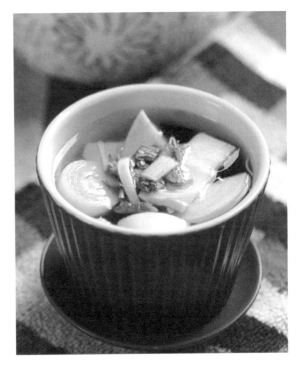

补虚祛寒、补肾安宫——肉苁蓉羊肉汤

材料： 羊肉 750 克，蒜 60 克，肉苁蓉 10 克，生姜 4 片，食盐、味精各适量。

做法： 将羊肉洗净，切块，用开水焯去膻味。蒜去衣，与生姜、肉苁蓉分别洗净。与羊肉一齐放入锅内，加清水适量，大火煮沸。改用小火煲 3 小时，用食盐、味精调味即可。

功效： 此汤温补气血、补虚祛寒、调经止血、补肾安宫，适用于体虚怕冷、腰酸腿软、小便频数、易风寒感冒、咳嗽气喘等阳虚者。

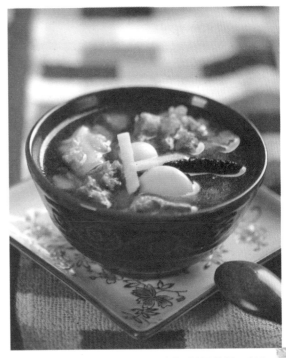

气虚体质的女性——关键是益气补虚

气虚型体质的判断方法

气虚质的女性弱不禁风，即使工作量不大，也常常觉得浑身乏力、不想说话，无论坐着、躺着都觉得疲惫，整个人懒洋洋的，常常不知不觉就冒汗了，动一动就头晕目眩，风一吹就感冒。这样的女人，只有从根本上养好气，才会拥有健康。

女人通常体质较弱，与男人相比，更容易气虚。这是因为：

1. 产后气虚。女人生产时，由于用力过度或者产后出血，易伤元气，导致产后气虚。

2. 月经失血导致气虚。一般人认为，失血只会引起血虚。实际上，气虚必然导致血虚，血虚时已经气虚，出现月经过多、出血不止、自汗等气虚症状。

3. 过度减肥也是导致女人气虚的一个原因。不少女人为了减肥，就从减食、节食入手，有的人每天只吃两个苹果。一个月下来，体重是减少了，疾病却随即而来，头晕、气短、无力，这些都是气虚引起的。脏腑需靠气血津液来滋养，气血津液则由水谷精微化生而来。倘若只顾着减肥，长期摄食不足，气血生化无源，必然会导致血虚、气虚。

4. 现代快节奏的生活也容易让女人气虚，出现脸色暗黄、疲乏无力、精神倦怠、腰腿酸痛、失眠健忘等气虚症状。

5. 不良的生活方式，如熬夜、纵欲、久坐、易生气等，都容易导致气虚。

所以说，气虚与女人关系密切。中医认为："气虚者，脾肺二经虚也。或饮食，或劳倦，气衰火旺，四肢困热，无气以动，懒于言语，动作喘乏，自汗心烦，心渴补中气。"因此，气虚体质的女性尤其要注意养气、补气。

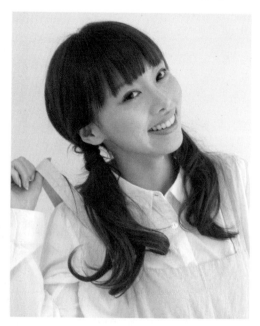

气虚分四种，看看你是哪一种

女人如果出现阳虚，就会使气的推动、温煦、防御、固摄和气化等功能减退，导致身体出现问题，抗病能力也会下降。如果女人先天禀赋不足，后天又失于调养，或者劳思过度、久病不复，以及脏腑功能减退等，都会导致阳气的生化不足。而阳气不足比气虚更重一些，气虚进一步就会变成阳虚。气虚一般分为心气虚、肺气虚、脾胃气虚和肾气虚四种类型。

气虚类型	表现及患病倾向	宜摄入的食物与药物
肺气虚	少气懒言、声音低微、气短或喘、咳嗽无力、身体倦怠、面色发白、怕风、自汗、痰多清稀，易患感冒、慢性支气管炎、支气管哮喘等症	宜用补气益肺的药膳来进行食疗。可选食鲫鱼、人参、西洋参、黄芪、五味子、党参、山药、灵芝、紫河车等
心气虚	精神萎顿、气短、心悸、怔忡，活动后或劳累则加重，面色发白，倦怠无力，并伴有心神不宁等症	宜用益气养心类药膳。可选食大枣、猪心、羊心、莲子、人参、西洋参、党参、五味子、黄芪、灵芝等
脾胃气虚	面色萎黄、疲惫倦怠、食欲减退、易患脘腹胀闷、消化不良、大便溏薄及营养不良、慢性胃炎、脱肛、胃肠功能紊乱等症	宜选用益胃健脾或补脾摄血类药膳。可选食牛肉、猪肉、猪肚、鸽肉、鸡肉、鸡蛋、鹌鹑、兔肉、鸭肉、鲫鱼、黄鳝、泥鳅、糯米、粟米、大枣、莲子、花生、荔枝、桂圆肉、人参、黄芪、党参、白术、山药、灵芝、蜂蜜等
肾气虚	面色晦暗、头晕目眩、耳鸣耳聋，并有腰膝酸软无力、小便清长、性欲减退、小便频数、带下、气短喘促、心慌、自汗，易患慢性肾炎、泌尿道感染、泌尿道结石等症	宜用补肾纳气类药膳，可选用的补品有：猪肾、鸡肉、鸡肠、鹌鹑肉、泥鳅、栗子、莲子、核桃、山药、五味子

多管齐下，和弱不禁风说拜拜

★ 精气神足的女人充满自然美感

精、气、神是人体的"吉祥三宝"，人的精、气、神不足，身体就会生病，因此养生就是养精气神。养好五脏，就养足了精气神，养足了精气神的女人，通身都会充满自然的美感。

养足精气神的途径很多，最直接的方法莫过于养好五脏。"善养生者养五脏"，养精的关键是养肾，养气的关键是养好肺、脾、肝，养神的关键在于养心。养好了五脏，自然就养足了精气神。

养"精"的关键在养肾，精是人体的精华，是人体的物质基础。精来源于先天

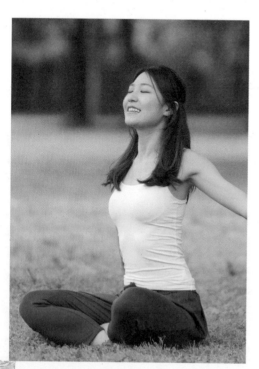

的遗传和食物的营养，肾主藏精，养肾是养精的根本，就是要封藏固摄不轻易外泄，在加强饮食调养的同时，还要吸纳大自然中的精华之气。

养"气"要养好肝、脾、肺，气维持着人体的生命活力。气推动气血在经络中循行，使物质转化为能量，成为源源不断的动力，调节正常体温，促进生长发育，抵御和驱除邪气的入侵，维系正常的生命活动。所谓"人活一口气"，要想养好气，就得养好脾、肺、肝三脏。养好了脾，人就会中气十足；肺主一身之气，养肺会使人的元气充沛；养肝就是养人体的生气，养好了肝，会使人体生机勃勃。

养"神"的关键是养心，"神"可以统领精和气，是生命活力的综合体现。所以人体精满气足，人就显得神采奕奕、气宇轩昂。"心主神明"，神藏在心，应静以养之。在中医养生中，养神显得最神秘，其内涵也最丰富。神静而不妄思，防止用神太过。人如果为名利所诱惑，心不能静，往往容易耗伤元气。因此，养神首先要做到心态自然，心静则神清，心定则神凝，心安则神全。养足了精气神，才有利于身体的健康，拥有健康的女人才会充满自然美。

★ 一呼一吸间改变气虚体质

大家都知道，运动可以使女人变得健康美丽，而气虚体质的女人，体质比较娇嫩，在运动时强度不宜太大，更不能强迫自己为了所谓的"健康"运动，消耗过多的气，以免加重气虚症状。吐纳养生法则非常适合气虚体质的女性，可以在一呼一吸间改变气虚体质，持之以恒练习这些动作，就能在身心双修中练出好体质！

吐纳养生法

"吐纳"是吐故纳新的简称。吐故纳新，是吐出、呼出肺内陈旧的浊气，纳入、吸入空气中的新鲜氧气。吐纳养生法，又称"服气法""调气法"，古人常将其与意念养生相结合。吐纳养生的具体做法是：每日清晨洗漱完毕后，于静室内闭目静坐。先叩齿 36 遍，后用舌在口中搅动，等口水满时，漱练数遍，分三口咽下，同时用意念送至丹田（肚脐下）。稍停片刻，缓缓做腹式深呼吸。呼气时，默念"嘻"音，但不出声，如此反复 30 次。注意深呼吸时，切忌急促强硬，应自然松快。

吹气球法

这是一种更为简便的方法，就是每天吹气球 40 次，吹涨之后使它泄气，然后再吹，如此反复。据有经验者讲，这比做深呼吸更有效，不但可以锻炼并保持肺细胞的弹力，维持肺脏的功能，而且对一些肺部疾病（如肺气肿）也有较好的辅助疗效，能促进肺功能的恢复。

瑜伽呼吸法

瑜伽是女性最爱练习的运动，瑜伽的调气养生离不开呼吸。练习瑜伽的过程，实际上就是疏导体内之气的过程，通过肢体的变化、呼吸节奏的掌握，使气游走于身体各处，不但能激发脏腑生血化气的功能，还可以矫正身体混乱之气，最终达到气神合一、顺气条达的目的。

应当注意的是，在练习瑜伽时应先学会正确的呼吸方法，即在进行不同动作的时候必须与呼吸配合。有些自学瑜伽的女性，动作很标准，体位变换的速度也适中，可在练习一段时间后，不但疲意困乏、四肢无力的气虚状况没有得到改善，反而又添了新的症状，如经常做噩梦、三叉神经痛、面色发黄。这种症状很明显是因气血不足引起的，在排除过度劳累之后，基本可以确定原因是练习瑜伽时呼吸方式不正确。

在练习瑜伽时，需要常常变换体位，如果呼吸频率不当或憋气，就会使气体聚结于身体某处，造成气血不通。俗话说，"不通则痛"，当体内不通畅时，各种病痛就会随即而来。因此，在练习瑜伽时，呼吸应当与体位及相关动作结合起来。

★ 补气健脾，培补元气

对于气虚体质的女性，养生的关键在于补气。肾为元气之根，脾胃为生气之源，所以补气重在补脾益肾。

饮食调养

肾气虚表现为周身乏力、腰酸，应常食山药、栗子、海参。山药每日服 10~30 克，栗子每日早晚各吃 2 枚；海参是高蛋白、低脂肪、低胆固醇食物，也是滋补佳品，每日服 15~30 克。

脾气虚表现气短、大便稀、食欲不振，可多食大枣、蜂蜜、神仙鸭。神仙鸭是将大枣、白果、莲子放入碗内，再加入人参粉和匀，装入鸭腹，然后将鸭放在锅里用旺火蒸，约 3 小时即成。神仙鸭对健脾胃、补气有良效。

精神调摄

气虚的女性精神情绪常处于低谷，精神调摄即要让她们变得乐观、豁达、愉快。

环境调摄

气虚的女性适应寒暑变化的能力较差，寒冷季节常感手脚不温，易感冒。因此，冬季要"避寒就温"。

运动健身

气虚的女人不宜进行大运动量的体育锻炼，可多做内养功、强壮功。

1. 摩腰：将腰带松开端坐，双手相搓，以感觉发热为度。将双手置于腰间，上下搓摩腰部，直至感觉发热为止。

2. "吹"字功：直立，双脚并拢，两手交叉上举过头，然后弯腰，双手触地，继而下蹲，双手抱膝，心中默念"吹"字。连续做 10 余次。

3. 荡腿：端坐，两脚自然下垂。先慢慢左右转动身体 3 次，然后两脚悬空前后摆动 10 余次。

药物补养

除了食物，很多药物也具有补气的作用。它们的效果比食物更强，适合气虚程度比较重的女性。再加上女性属阴，最宜选择气阴双补的药物制成食疗的药膳。食疗的关键在于长期坚持。可选择的药物有人参、党参、西洋参、太子参、黄芪、当归、黄精等。

偏脾气虚者宜选四君子汤或参苓白术散。偏肾气虚者可服肾气丸。属肺气虚者，可常服补肺散。须在专业医师指导下服用。

1. 人参补气需适量：如果是气虚体质可使用人参补气强身，应注意把握剂量的多少，缓图渐进，或配伍其他方药使用。气有余便是火，人参应用不当，易生内热，影响健康。

2. 补气佐以理气：补气药易于阻滞气机，有痰湿者要与化痰祛湿药同用，或少佐理气行滞之品。

3. 补气须防虚中夹实：气虚质者内脏功能脆弱，常因外邪或内在饮食积滞产生内热等虚实夹杂之证，当予顾及。

温中益气补虚的食疗方

益气补虚——人参鸡汤

材料：童子鸡1只，鲜人参3克，红枣2个，蒜3瓣，生姜1小块，糯米、芝麻各15克，盐适量。

做法：所有材料洗净装入童子鸡的肚内，拿绳捆起来放锅内，加水浸没。旺火煮沸，撇去浮沫，煮至烂熟，撒盐调味即可。

功效：益气补虚，生阴血，泻阴火。人参具有强心补气的效用，如果采用人参须，药效较为温和，食补的时间不限于冬季，常喝人参鸡汤有助细胞成长、修复、新陈代谢，润肺止渴，养颜美容，帮你补出好气色。

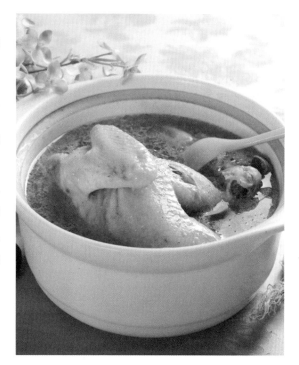

补气去火——甘草绿豆老鸭汤

材料：鸭半只，绿豆90克，甘草10克，盐适量。

做法：甘草用清水冲洗一下，切段备用。绿豆洗净；鸭洗净切块。将所有材料放入炖锅中，加水1500毫升。大火烧沸后转小火继续慢炖30分钟，开锅加盐调味即可食用。

功效：补气去火，适合身体虚弱、食欲缺乏、大便干燥的人。

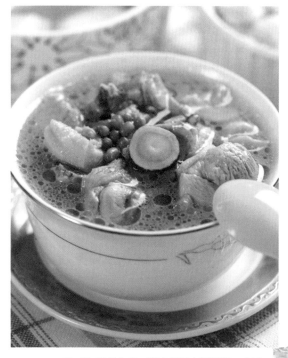

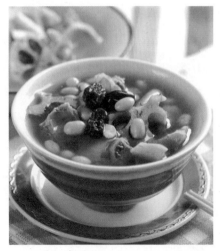

补益气血——莲藕大枣猪骨汤

材料： 莲藕 500 克，黄豆 30 克，大枣 5 颗，猪脊骨 400 克，章鱼 40 克，盐适量。

做法： 莲藕洗净，去皮切块。章鱼洗净，浸泡 1 小时后，切碎块。猪脊骨切块，沸水去血腥味。将以上食材放入锅内，加 1200 毫升的水。大火烧开，转文火煲 2 小时。熄火后加盐调味即可。

功效： 莲藕有明显的补益气血、增强人体免疫力作用。大枣有很好的补血益气的疗效，加上猪骨汤里的胶原蛋白和谷蛋白，经常喝不仅能使骨骼健壮，还可以开胃健食。

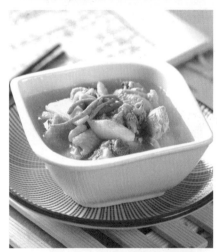

滋阴补虚、温中益气——太子参炖柴鸡

材料： 太子参 8 克，柴鸡 250 克，盐、葱段、姜片、料酒各适量。

做法： 将柴鸡切块，在沸水中焯后，将水倒掉。将柴鸡与太子参、葱段、姜片、料酒一起入锅，加清水炖约 2 小时，至熟透后加入盐稍煮几分钟即可。

功效： 每日 1 次，佐餐食用。补气血、健脾胃、丰肌健体。适用于气血亏损、疲劳、食欲不振、面黄肌瘦等症的辅助性食疗。

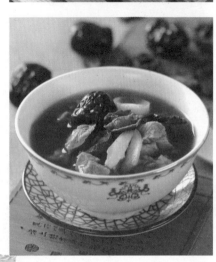

益气补虚——黄精炖牛肉

材料： 牛肉 500 克，黄精 9 克，大枣 30 克，山楂 1 个，料酒、葱、盐、味精、姜、香油各适量。

做法： 将牛肉洗净，切成 2 厘米见方的小块。黄精洗净。大枣、山楂洗净。葱切段、姜切片。锅内加水烧开，放入牛肉块，焯去血沫捞出。将黄精放入沙锅内，放入葱、姜、料酒、水烧开。再放入牛肉块、山楂用小火炖至五成烂。放入大枣、盐，继续炖至熟烂，加入香油、味精即成。

功效： 佐餐食用，每 3 日 1 剂。本汤能补血润脏、养肝益气，对治疗身体赢弱、营血不足有较好的辅助治疗效果。黄精能养血滋阴、调元补液。红枣能补气血，益脾胃。脾虚湿滞、内有实热者不宜服用。

血瘀体质的女性——关键是畅通气血

血瘀型体质的判断方法

血瘀体质就是全身血脉不那么畅通，如果气候寒冷、情绪不调，很容易出现血脉阻塞。瘀血塞在什么部位，那里就发暗、发青、肿起，这个部位的功能也会受到影响。

血瘀体质的人大多抑郁、呆板、健忘，还经常心烦易怒。典型的血瘀体质，形体偏瘦，皮肤干燥瘙痒，口唇、面色晦暗，容易生斑，常有黯紫色的小丘疹，留下的暗疮印很难消散，眼睛浑浊有红血丝，容易脱发。血瘀体质的人舌头上有瘀斑，舌系带两边有怒张的两条小静脉。

女性如果久坐不动，就会长期压迫位于臀部和大腿部的膀胱经，使膀胱经气血运行不畅。肾经与膀胱经互为表里，膀胱有问题就会引发肾功能异常。如果肾气不足，就会导致人体气血双虚，使皮肤出现黝黑、瘙痒或苍白等各种问题，还会影响睡眠，使人心烦意躁，进而出现便秘和经血量少等症状。而最令女人讨厌的色斑，也会悄悄爬上脸庞。

久坐办公室的女性，从事脑力劳动会让人消耗过多的精气，思伤脾，后天精气的生化之源功能减弱，气血供养就不充足。面对激烈的职场竞争，精神压力与情绪波动会进一步造成紊乱，加剧气血失调。久坐不动还可能造成卵巢供血不足。卵巢一有状况，女人的青春和美丽也会逐渐消失，取而代之的是黄褐斑，皮肤干燥、缺乏弹性，水桶腰，脱发，等等。黄褐斑不是单纯的皮肤病，而是内在隐患的外在表现，多是由气血瘀阻引起的，所以要从根本上调治气血，使身体内在的气血顺畅才是祛斑的关键。

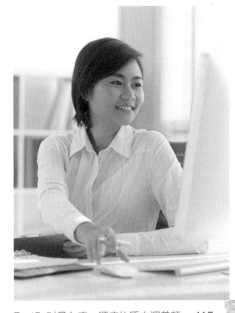

活血化瘀方法多

血瘀体质女性的常见美容问题有：肌肤干燥、瘙痒，面色、口唇晦暗，易生黄褐斑，眼内常有脂肪沉淀和瘀滞充血的细小血络，浑浊不清亮。血瘀体质特征越明显，以上的美容困扰就越严重，如果再加上色斑、痘印、黑眼圈等一系列美容问题，没有哪个女性能保持淡定。

★ 饮食调养

红糖、糯米甜酒、红葡萄酒最适合血瘀体质的女性用来调养身体，尤其是在产后，或有痛经、经血暗黑、月经血块多、月经推迟等情况时服用最好。醋主要用于保护和软化血管，很适合血瘀体质的中老年女性和心脑血管疾病患者。此外，玫瑰花、茉莉花茶有疏肝理气、活血化瘀的功效，饮时加些蜂蜜，还能美容养颜。在月经前喝1~2次四物汤、益母草水或生姜红糖水；月经后喝几天枸杞红枣水；平时注意增加维生素C的摄入。这些对于改善血瘀体质很有帮助。适量饮用葡萄酒，也对促进血液循环非常有益。

★ 按摩

血瘀体质的女性容易生斑，要特别注意防晒，如果面色晦暗，适合揉、按、点、弹等按摩手法，但是不宜擦、搓。

★ 中药调养

血瘀体质的女性进行药补时应选用活血养血之品，如地黄、丹参、红花、川芎、当归、茺蔚子等；也可以用活血化瘀的中药制作面膜，淡化色斑、活血化瘀的中药有桃红、当归、田七、川芎、丹参、益母草等。

女性瘀滞经产之证，多与肝之疏泄失常有关，所以使用活血调经药时，应常配伍疏肝理气的中药。同时，需根据引起瘀滞的原因，选用不同的活血调经药，并进行适当的配伍。

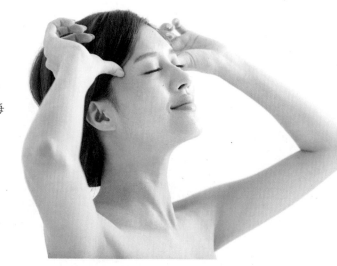

★ 情绪调养

血瘀体质的女性美容离不开调神养神，疏解情绪。心中没有郁结和烦恼，自然就会气顺血畅，气血只要畅通，各种肌肤问题也就迎刃而解了。血瘀体质的女性要注意培养健康的兴趣爱好，如集邮、摄影、绘画、种花、钓鱼、阅读等。有业余爱好的女性，少见气郁、血瘀的体质。

★ 增加运动

各种静养心神的方法都多静而少动，因此最好再配合舒展肝气、促进循环的形体运动，如跳舞、散步、慢跑、爬山等。血瘀体质明显的女性不宜参加剧烈的或无氧的运动。

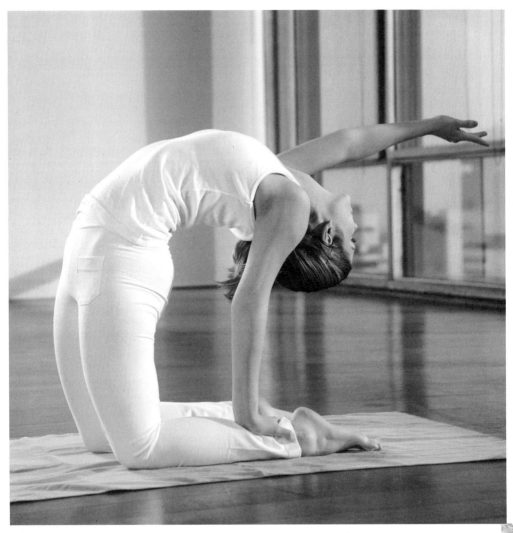

不做懒美人，运动起来让气血通畅

现代社会竞争激烈，女人忙于学习，忙于工作，忽略了运动健身，身体常处于亚健康状态。要让自己保持好的精神状态，必须参加运动。适量运动可使气血通畅，神清气爽；可以促进机体的新陈代谢，使身体各器官充满活力，延缓衰老。身体动，气血通。动而不疲，持之以恒。不管是青年人还是老年人，都要根据自己的身体状况进行运动，经常参加锻炼，不但使肢体矫健，还能保持气血的畅通，有助于脏器功能的强健与平衡。

★ 做一些有技巧性的运动

由于这些运动的完成需要身体多个部位的协调配合，因此有助于身体气血的通畅。例如打篮球时，运球传球需要眼观六路，及时根据场上形势做出判断，眼到、心到、手到，协调一致。舞蹈时，不仅要舞动身体，还要融入情绪，一个眼神、一个表情都要配合到位。运动使人气血化源充足，精、气、神旺盛而脏腑功能不衰，延缓人体衰老。

★ 多做一些养生的小动作和家务活动

"养性之道，常欲小劳，但莫大劳及强所不能堪耳。"人的气血、器官组织都处于恒动状态，做一些适度的动作，来加强这种内在的运动，能达到养生健身的效果。比如体操、适当的家务劳动等运动都有助于人的身体健康。

★ 做一些导引运动

"导引"是以肢体运动为主、配合呼吸吐纳的养生方式，属于一种肢体、筋骨、关节的综合活动，能够引导体内气机趋向平和。活动肢体使其柔软，最终使人"骨正筋柔，气血以流"。中国传统的养生原则，讲究"闲心"（精神要悠闲）、"劳形"（形体要运动）。导引正是为"闲心""劳形"而设。就"劳形"而言，又必须"常欲小劳，但莫大劳"，也就是说要轻微运动，不要精疲力竭。在这一点上，导引与印度瑜伽等锻炼方法有一定的相似之处，两者都是通过缓慢平静的动作，使身体各部分的肌肉、关节得到充分锻炼。

活血祛瘀通络的食疗方

活血化淤，通经止痛——当归黄芪粥

材料：粳米 100 克，当归 5 克，黄芪 4 克，川芎 3 克，红花 2 克，葱末、盐、姜片各少许，鸡汤适量。

做法：将粳米洗净，用冷水浸泡半小时，捞出，沥干水分。当归、川芎、黄芪切成薄片，装入干净的纱布袋，和粳米、红花一起放入瓦锅内。加入鸡汤烧沸，然后改用小火熬煮。待粥浓稠时加入葱末、姜片、盐调味，再稍焖片刻即可。

功效：川芎具有活血行气、强筋壮骨、祛风止痛等功效。当归可补血活血、调经止痛。本方可活血化瘀、通经止痛。

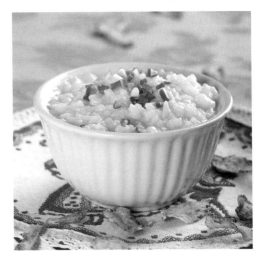

活血化瘀——玫瑰猪心汤

材料：猪心 100 克，玫瑰花 2 克，干枣 10 克，桂圆 10 克，大葱、姜、酱油、盐、香油各适量。

做法：将猪心洗净，切成小块。玫瑰花浸泡沥干；干枣、桂圆洗净。锅中油烧热，将葱姜爆香，加酱油、盐及清水。放入猪心、玫瑰、桂圆、干枣，大火烧沸，小火煮15~20分钟。出锅前淋入香油即可。

功效：活血化瘀，健胃开脾。

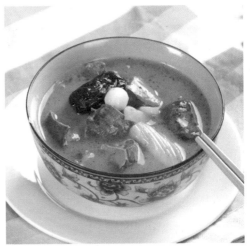

补血养阴——山楂红糖水

材料：山楂 7 颗，红糖 20 克，姜 2 片。

做法：山楂去核，洗净。姜片切成姜丝。红糖放入清水中煮开。再放入山楂和姜丝，同煮 30 分钟即可。

功效：山楂酸甜可口，开胃健食，而红糖历来都是补血气的圣品，两者搭配是活血化瘀、改善血瘀体质的最佳饮品。而且有开胃健食，补血养阴的功效。

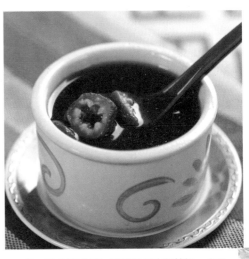

活血祛瘀，消肿止痛——当归花草汤

　　材料：月季花 2 克，红花 3 克，当归 5 克。

　　做法：当归、月季花、红花三味药共煎汤。

　　功效：佐餐食用，有活血祛瘀、消肿止痛的功效。可用于缓解痛经。

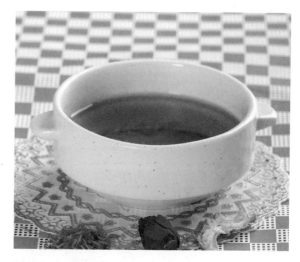

养颜美容，抗衰防老——益母草鸡肉香附汤

　　材料：益母草 10 克，香附 6 克，鸡肉250 克，葱白 5 根。

　　做法：将葱白拍烂，与鸡肉、益母草、香附加水同煎。饮汤，食鸡肉。

　　功效：吃肉饮汤，一次吃完。益母草能养颜美容、抗衰防老。此汤理气解郁、调经止痛，是女性的美颜佳肴。

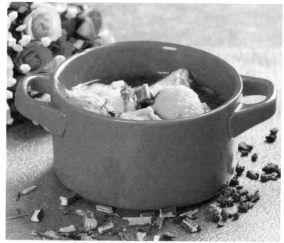

活血补血，舒筋活络——鸡血藤煲鸡蛋

　　材料：鸡蛋 100 克，鸡血藤 10 克，白砂糖 15 克。

　　做法：将鸡血藤、鸡蛋放入锅中，加 2碗清水同煮沸；鸡蛋煮熟后，剥去外壳再煮沸，煮成 1 碗汤后加入白砂糖调味即可。

　　功效：一次吃完，隔日 1 次。有活血补血、舒筋活络、美颜的功效。适用于月经不调、闭经、贫血、面色苍白等症。

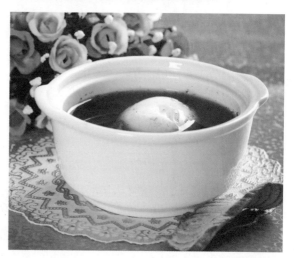

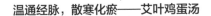

温通经脉，散寒化瘀——艾叶鸡蛋汤

　　材料：艾叶3克，鸡蛋2个，白糖适量。

　　做法：将艾叶加水适量煮汤，打入鸡蛋煮熟，加白糖至溶化即成。

　　功效：一次吃完，每天1次。温通经脉、散寒化瘀。适用于血寒月经后期，症见月经延后，色黯红而量少，小腹疼痛，得热痛减，畏寒肢冷，面色苍白等。

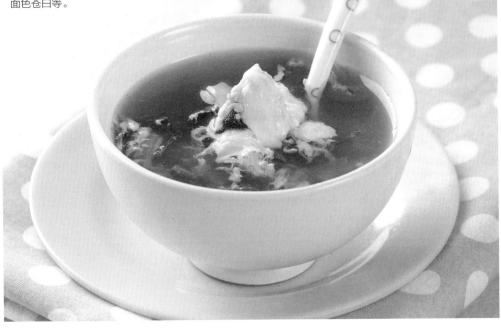

祛瘀调经——月季花粳米粥

　　材料：粳米100克，月季花2克，桂圆肉、蜂蜜各50克。

　　做法：粳米淘洗干净，用冷水浸泡半小时，捞出，沥干水分；桂圆肉切成末。锅中加入约1000毫升冷水，将粳米、桂圆肉末放入，用旺火烧沸，然后改用小火熬煮成粥，放入蜂蜜、月季花，搅拌均匀。

　　功效：随意食用。此粥祛瘀血，调经，消肿。适用于月经不调、血瘀、血管硬化、血栓、高血压、高血脂等症。

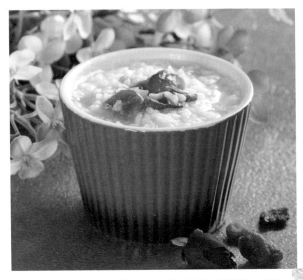

气郁体质的女性——关键是疏肝解郁

气郁型体质的判断方法

气郁，简单地说，就是因为长期情志不畅、气机郁滞而形成的，是以性格内向不稳定、忧郁脆弱、敏感多疑为主要表现的体质状态。

气郁体质的人总是觉得不开心。肝是个比较特别的器官，为"五脏之贼"。因为肝气一病，气血失和，各种病症就会出现。如果肝气郁结、气血不畅通，就会"不通则痛"；而肝气疏泄太过，同样会出毛病。比如《红楼梦》中，林黛玉情志抑郁而肝郁气结，王熙凤却因操劳过度使肝气疏泄太过，导致身体出血不止。

气郁体质的人症状表现为：形体消瘦或偏胖，面色苍白或萎黄；平素性情急躁易怒，易于激动，或忧郁寡欢，胸闷不舒。总会莫名其妙地心情不好，或坐卧不安，或过于敏感，尤其是一到阴雨季节，心中便会有三分压抑，也许只是一点鸡毛蒜皮的小事，就会致使情绪失控。不仅如此，这种体质的女性通常食欲较差，睡眠质量也不好，一般都很

难入睡，即使入睡了，睡眠也很浅，一点点小动静便会被惊醒。由于吃睡都不好，所以这种体质的女性不会为肥胖而苦恼。一旦生病，则胸肋胀痛或窜痛；有时乳房及小腹胀痛，月经不调，痛经；咽中梗阻，如有异物，或颈项瘿瘤；胃脘胀痛，泛吐酸水，呃逆嗳气；腹痛肠鸣，大便不顺；体内之气逆行，头晕目眩等。

气郁体质者大多性格内向，缺乏与外界的沟通，情志不达，精神处于抑郁状态。有的人急躁易怒，有的人郁郁寡欢。长期忧愁、郁闷、焦虑、心烦胸闷就会引起气机运行不畅，肝气郁结。

气血郁结的原因在于忧思郁怒、精神苦闷。一般来说，除长期的压力过大，以及思虑过度造成这种体质以外，在面对突发的精神刺激，如亲人去世、突受惊恐等，也会诱发形成这样的体质，且在受到刺激之后，还会出现明显的记忆力减退等症状。

气郁伤神，疾病找上门

从气郁的临床表现不难发现，气郁体质与性格有着莫大的关联，因此，气郁体质所引发的病症也大多与情绪有关，大致可以分为以下几类。

★ 心神失养，心脾两虚

我们常说"心情不好"，情绪引发的疾病，一般都跟心有关，也就是说情绪有问题会伤"心"；此外，情绪不佳还会伤脾，导致脾失健运，这两者的表现为头晕神疲、心悸多梦、失眠健忘、悲喜无常、精神恍惚、胸闷胸痛等。长此以往，气郁体质者会感到心力交瘁，不但会对生活失去兴趣，自身的生命活力也会渐渐下降，即使不得什么大病，也总会觉得身心疲惫，难以健康快乐地生活。

★ 痹证与血证

气郁体质者会同时患有其他偏颇体质的症状，如痛证、痰湿证、月经不调等。因为郁结在我们体内的气，会引发血瘀，气血不通之处必有痛的症状；月经不调也可因为体内郁结之气，气流不能正常运行到相应的地方。

★ 胃病

研究表明，长期闷闷不乐会导致肝气郁结，容易使人患上厌食症，进而影响胃的消化功能，出现胃胀胃痛、反酸、胃溃疡等胃病，也会引起腹痛肠鸣、大便不畅等消化不良的症状。也许，在我们眼中，消化不良并不是一个多么严重的病症，但它会使我们形体消瘦、面色萎黄，给人一种不健康的印象，从而影响正常的工作与交际。

★ 燥热

中医认为，长久的气郁会化火熏灼，因此，不少气郁体质者经常会脾气躁怒，而且，还容易头痛目赤、口干口苦，并常常伴随有大便燥结、舌质红、舌苔黄等热燥的病症。其实，任何物质，无论是气、血，还是湿热，只要长期郁结在我们的体内，都会转化为热燥的病症，因此，气郁体质者也会导致各种因燥热而产生的疾病。

由此可见，气郁体质者应及时宽胸理气，否则，疾病便会像滚雪球般越滚越大，一旦积郁的时间过长，便有可能威胁到身体的健康。

人人都爱阳光自信的大女人

★ 疏肝理气，调摄情志

疏理气机，主要就是疏理肝气，疏散肝气郁结。女人天性多愁善感，很容易使肝气郁结而引起病症，比如月经不调、经前乳胀、乳房结块、不孕、产后乳汁不下等，所以女人更要疏理肝气，调摄情志，避免抑郁苦闷，才能增强自身的抵抗力。

★ 主动与别人交流

气郁体质的女人多有气机郁结的倾向，性格往往比较内向，要调整自己的心情，必须有意识地多参加户外活动。当一个人独处的时候，如果发现情绪不好，应当走出家门，强迫自己转移注意力。

可以随意散散步，找一个热闹的地方看看风景，把糟糕的心情调整过来。也可以给好朋友打电话，倾诉心中的苦闷，这对健康亦有很大的帮助。

★ 多参加户外活动

气郁主要是由长期情志不畅、气机郁滞而导致的，此类体质者应尽量增加户外活动，亦可坚持较大强度的运动锻炼，如跑步、登山、游泳、打球、武术等，这些活动特别有助于鼓动气血、疏发肝气、促进食欲、改善睡眠。

此外，还可多看富有鼓励和激励意义的电影、电视剧，多看喜剧，勿看悲剧；多听轻快、明朗、激越的音乐，以提高情志；多读积极的、富有乐趣的、展现美好生活前景的书籍，以培养开朗、豁达的性格；不计得失、胸襟开阔、知足常乐是一切养生之本。

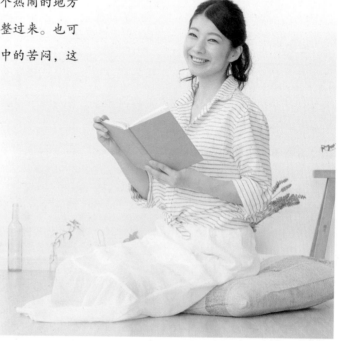

★ 理气，使身体气机顺畅

这也是气郁女人的调养重点。

1. 不要久坐。

2. 经常做一做舒展胸腹腰背、伸拉四肢肌腱韧带关节的动作，其目的就是让气道、血脉畅通无阻。春季是借助自然之力来改善血瘀、气郁体质的黄金季节，一定要特别注意舒展形体和疏解情绪。

3. 每天晚上睡觉前，可以把两手搓热，然后搓肋骨部位，胁肋部是肝脏功能行使的通道，搓着搓着就会觉得身体里温暖顺畅，可起到疏肝理气的作用。

4. 适当服用安全的理气中药或者食物。理气的食物有白萝卜、刀豆、茉莉花、金橘、柑橘、金针菜、丝瓜、槟榔等。疏肝理气的常用中药有陈皮、柴胡、香附、檀香、玫瑰花、佛手、荔枝核、川楝子、枳实等药。如面色萎黄、长斑、食欲不振、月经不调、倦怠乏力、唉声叹气、郁闷不解时，可在医生指导下服用逍遥丸。

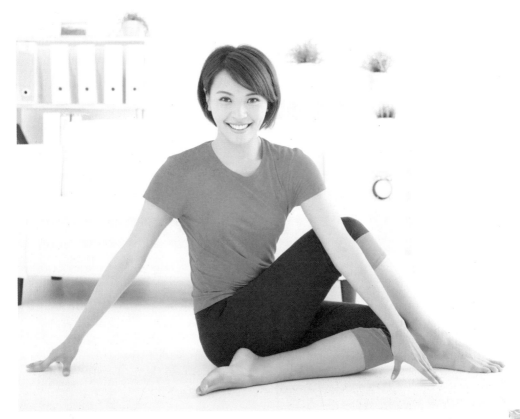

行气解郁健脾的食疗方

疏肝行气，解郁——荞麦面疙瘩汤

材料：荞麦粉200克，胡萝卜1根，牛蒡50克，葱2段，南瓜60克，料酒、酱油、盐各适量。

做法：胡萝卜切成丁；牛蒡洗净。葱切成末；南瓜去皮，切成块。锅内加水，将胡萝卜丁、牛蒡、葱末、南瓜一起煮，煮开后，加料酒、酱油。荞麦粉加水和均匀，放入煮开的汤中。把荞麦粉煮到软烂浓稠，关火，加盐调味即可。

功效：荞麦含有较多的黄酮类物质，具有抗炎、止咳、祛痰、理气的作用。

理气解郁，和胃止痛——玫瑰佛手茶

材料：玫瑰花1.5克，佛手3克。

做法：将玫瑰花和佛手一同放入杯中，加入250毫升沸水冲泡5分钟即可。

功效：适用于气郁体质的肝胃不和、胁肋胀痛、胃脘疼痛、嗳气少食等症状。

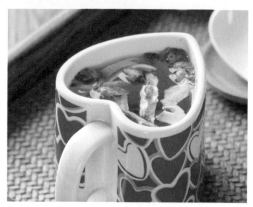

行气化瘀，清心解郁——养血止痛粥

材料：粳米100克，黄芪9克，当归5克，白芍5克，泽兰10克，红糖30克。

做法：将黄芪、当归、白芍、泽兰煎15分钟，去渣取汁。放入粳米煮粥，将熟烂时加入红糖即可。

功效：隔日1次。此粥有行气化瘀、清心解郁、利胆退黄的功效。

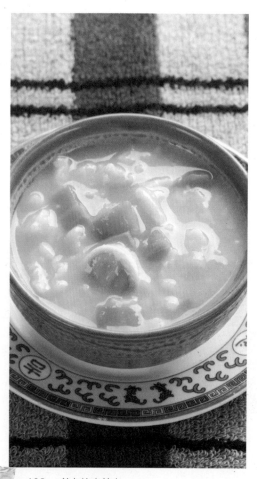

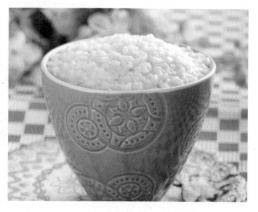

益气安神——桂圆莲子汤

材料： 桂圆肉 8 颗，大枣 10 颗，莲子 10 克，银耳 3 朵，红糖 15 克。

做法： 银耳泡发、去除黄根；莲子泡发。将桂圆肉、大枣、莲子、银耳用清水洗净，一起放入锅中。倒入清水，大火煮开后调成小火，继续炖煮 20 分钟。煮好后，趁热加入红糖搅匀即可。

功效： 桂圆有壮阳益气、补益心脾、养血安神、润肤美容等功效，可治疗贫血、心悸、失眠、健忘、神经衰弱；莲子有降火去热的功效。饮此汤可以帮助改善睡眠质量。

对抗抑郁——菠菜茉莉鸡汤

材料： 鸡胸肉 300 克，茉莉花 20 克，鲜汤 1000 毫升，菠菜 50 克，水发木耳 50 克，鸡蛋 1 个，盐、味精、水淀粉、料酒、葱、姜各适量。

做法： 将鸡胸肉洗净，切成薄片。鸡肉片过凉水，捞出，放入盐、鸡蛋、料酒、水淀粉，搅匀上浆。将水发木耳、茉莉花、菠菜分别洗净。葱、姜切末。锅中加入鲜汤，将除味精、菠菜、茉莉花外的材料一起放入。待开锅后再放入菠菜、茉莉花和味精，开锅即成。

功效： 菠菜除含有大量铁元素外，更有人体所需的叶酸。叶酸可帮助人体合成抗抑郁物质，帮助治疗抑郁症。

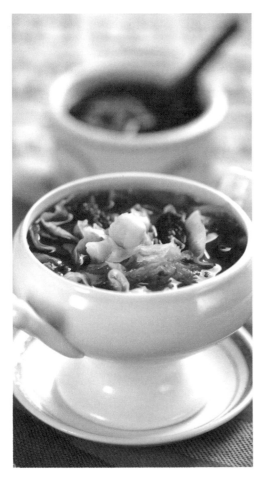

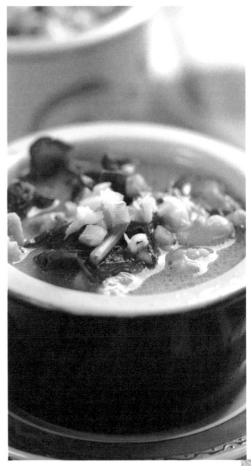

痰湿体质的女性——关键是化痰祛湿

痰湿型体质的判断方法

痰湿体质是目前比较常见的一种体质类型，多见于肥胖的女性或以前瘦现在胖的女性。

痰湿体质的女人体内湿气大、比较肥胖。要想瘦，就得温阳化饮、祛痰除湿，要管住自己的馋嘴，少吃肥甘厚腻的食物。

痰湿体质的女性常表现有：

1. 体形肥胖，腹部肥满松软。

2. 面部皮肤油脂较多，多汗且黏，面色淡黄而暗，眼泡微浮。

3. 头脑昏沉，活动时感觉肢体沉重，关节酸痛。

4. 肌肤麻木，面部、四肢虚肿。

5. 胸闷，痰多，恶心，呕吐黏液，口中黏腻，大便不成形或黏滞不爽，小便混浊，白带过多等。

6. 常伴有脾胃功能失调和内分泌失调。

7. 性格偏温和、稳重，多善于忍耐。

痰湿体质的女性易患高血压、糖尿病、肥胖症、高脂血症、哮喘、痛风、冠心病、代谢综合征、脑血管病等。因此，在确定自己为痰湿体质后，一定要及时调理，尽量避免日后发生疾病。

痰湿体质的女性最受这几种疾病的青睐

糖尿病	糖尿病总是与大肚腩脱不了关系。道理很简单，糖尿病患者绝大部分是痰湿体质，痰湿体质是糖尿病发生的重要基础。身体里的痰变化多端，聚在哪里，哪里就结成了痰核，甚至成为肿瘤。痰核特别喜欢长在脂肪丰满的地方，肚子上、大腿的内侧、乳房上。在糖尿病治疗方面，应从体质上着手，而不是一味地服用降糖药物
脑卒中	这也是因为痰湿阻碍了气机的运行。很多时候，突如其来的脑卒中，归根结底，不过是一块痰堵住了某个微小的毛细血管而已
不孕	《傅青主女科》中说："痰涎甚多，……胞胎竟变为汪洋之水窟矣，且胖肥之妇，内肉必满，遮隔子宫，不能受精。"其大意是，胖女人体内多痰多湿，连子宫也变成了汪洋大海，胎儿无法生存。而肥胖也影响女性的受精概率，不易怀孕
月经不调	几乎所有的胖女人，都有月经不调的症状。因为有痰湿内阻，血液必然流通不畅，这也是许多女人婚后不孕的重要原因
眩晕	朱丹溪曾说，"无痰不作眩"，意思就是说痰湿是眩晕产生的基础

痰湿体质的三大特征

其实，相对于其他偏颇的体质而言，痰湿体质的女性非常容易辨认，在现实生活中，这种体质的人也比较常见，总体来说，主要有以下三大显著特征。

★ 体形肥胖

痰湿体质的女性大多都体形肥胖，有一个肥满松软的大肚腩，这类女性大多在忙着减肥。

中医认为，痰湿体质的女性比别人多出来的肉，都是体内积留下来的津液，即所谓的"痰"。这个"痰"其实是人体津液的异常积留。如果体内的痰湿停留时间很长，就会化成湿热。

★ 嗜睡

痰湿体质的女性，总感觉自己"能坐着绝不站着，能躺着绝不坐着"，只要休息就在家睡大觉，即使不是休息日，也要比别人多睡好几个小时。在他人看来，这样的女人真是"懒女人"，这种嗜睡的特征，也是痰湿体质者的显著症状。

★ 油腻

对于痰湿体质的女性来说，最主要的问题就是消化能力低下，而那些消化不了的食物和吸收不了的热量，不是通过身体排泄出去导致大便频繁，就是通过皮肤排泄，导致脸上经常油光满面，给人一种油腻腻的感觉。当消化不良严重时，这种油腻感就不会只作用于面部皮肤，还会使整个人都油腻腻的，如头发也会很油，若不及时洗头，就会一缕一缕地搭在额前；有时，她们还会觉得自己的口中常常都油腻腻的，很少有口渴的感觉而不怎么喝水。

如果你已经有以上三种症状，并且久治不愈的话，不妨从改变痰湿体质入手，适当调理，远离肥胖，还原本来的苗条之美。

少吃多动，赶走痰湿

痰湿体质人群是多吃、少动的一族，易患肥胖、高血压、糖尿病、脂肪肝等病。痰湿体质的女性，在生活中可以从以下几个方面进行调理：

清淡饮食，适量吃一些健脾祛湿的食物

这些食物有生姜、山药、扁豆、赤小豆、鲫鱼、薏米、荸荠、白萝卜等，没事的时候泡一杯有利于散寒化湿的红茶或者荷叶茶也不错。尽量不要喝绿茶，绿茶性寒，反而会加重体内的湿气。控制肥肉及甜、黏且不易消化食物的摄入，以免损伤脾脏，促生或加重痰湿。另外，痰湿体质的人也不宜多饮酒和含糖量高的饮料，饮食不宜过饱。

少吃一些酸性的、寒凉的、腻滞的及生涩的食物

特别是酸性的食物，一定要少吃。"酸甘化阴"，阴就是津液，痰湿体质的人本身就有着很多的津液，如果再食入一些酸性的食物，反而会加重痰湿的症状。

药物调养：健脾胃，祛痰湿

痰湿体质者也可用一些祛痰除湿的中药，如半夏、茯苓、猪苓、白术、泽泻、陈皮、砂仁、薏苡仁、车前草、滑石、石韦、藿香、佩兰、豆蔻、草果、扁豆等来调理，在药膳中善加应用，祛除体内的痰湿完全没有问题。由于痰湿的产生与肺、脾、肾三脏关系最为密切，所以调理的重点应该放在调补肺、脾、肾三脏上。

疏通经络、活泛气血消痰湿

痰湿体质的女性也可以通过按摩穴位，来疏通经络、畅通气血，起到利水、消痰、祛湿的作用。改善痰湿体质的主要穴位有中脘、水分、关元等，最适合用艾条温灸，一般灸至皮肤发红发烫。每次腹部、背部、下肢各取 1 个穴位灸。如果灸后有明显的口苦、咽喉干痛、舌苔发黄、大便干结、多梦或失眠症状停灸即可。

多晒太阳，勤泡澡

痰湿体质的女性要注意多晒太阳，阳光能够散湿气，振奋阳气。湿气重的人，可经常泡泡热水澡，最好是泡得全身发红，毛孔张开最好；穿衣要尽量宽松一些，这也利于湿气的散发。

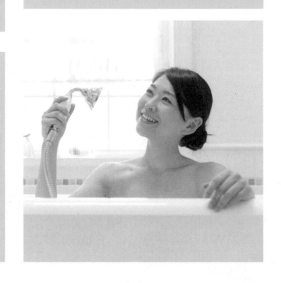

化痰祛湿的食疗方

清热解毒，祛痰止咳——薄荷藿香茶

材料：薄荷 25 克，甘草、藿香各 15 克，白糖 5 克。

做法：将薄荷、藿香、甘草洗净去杂，捞出沥干水。煮锅刷净后，放入适量清水，用大火煮沸后，将薄荷、藿香、甘草放入锅中，煮 20 分钟，滤出汁液，加白糖调味。

功效：代茶饮。本品清热解毒、祛痰止咳，对于夏季感冒有预防和治疗作用。

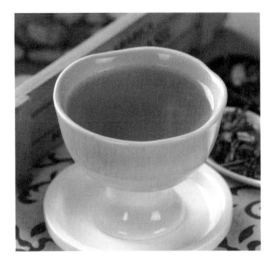

化痰利水——紫菜豆腐肉片汤

材料：紫菜 12 克，豆腐 150 克，猪瘦肉 90 克，酱油 4 克，醋 3 克，盐 3 克，香油 5 克。

做法：紫菜浸洗去沙，捞起。猪肉切片腌过、脱水；豆腐切片。待水烧开，倒入紫菜、豆腐、肉片。当水再次烧开时，加酱油、醋、盐、香油即可。

功效：紫菜富含蛋白质，还含许多人体必需的矿物质等。具有化痰软坚、清热利水、补肾养心的功效。

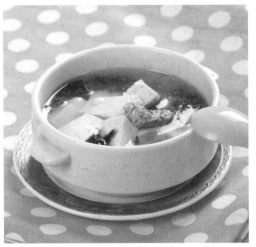

和胃醒脾，利水消肿——砂仁蒸鲤鱼

材料：砂仁 15 克，鲤鱼 1 条（约 200 克），植物油 10 克，盐 2 克。

做法：将砂仁研细末，鲤鱼去鳞及肠杂，洗净。取盐、植物油适量，拌和砂仁末，放入鱼腹内，用线缝合刀口，置碟上，隔水蒸熟。加入食盐调味即可。

功效：佐餐食用。砂仁主要作用于人体的胃、肾和脾，能够行气调味、和胃醒脾，对缓解孕期下肢水肿也有一定效果。

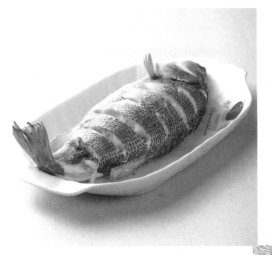

湿热体质的女性——关键是清热祛湿

湿热型体质的判断方法

湿热体质是一种内环境不清洁，排泄也不是很通畅的体质。肝胆脾胃功能相对失调，是湿热体质的主要问题，尤其是肝胆。但是，这并非就是说他们的肝胆虚，而是指他们肝胆的疏泄功能不太好。湿热体质的人，往往会有肝经、胆经和肝胆轻度失调的情况。因此，对于湿热体质的人来说，不管是他们的外形、内环境还是分泌物、排泄物，都会呈现出一种"浊"的状态。

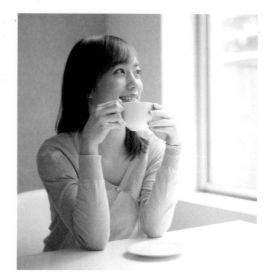

湿热体质的女性，除了皮肤油腻、容易长痘外，还有如下的表现：

1.和痰湿质人一样，湿热质人的身体困重倦怠、体内湿热，甚至有裹着东西的感觉。

2.身体发热。这种热平时不明显，将手放在皮肤上，慢慢就会感觉皮肤发烫。一般人出完汗后就不热了，但是这类人却依然热。这是因为热被湿阻遏住，外透较慢。

3.常常心烦急躁。体内热重，令人不免心烦，脾气急躁。

4.胸闷难受。这是湿邪阻遏气机造成的。

5.食欲不佳，容易恶心。脾虚致使湿不能运化，胃部盈满，就会有恶心的感觉。

6.口渴不能饮。虽然口干，却不太想喝水，因为身体中的湿邪排斥水。

7.唾液黏稠、口苦口臭，且汗味和体味较重。尤其早上起床后，嘴里黏腻不舒，一哈气，口臭就出来了。

8.舌质偏红，舌苔黄腻。

9.小便短黄，大便黏滞不爽或燥结。

10.面色发黄、发暗，面部油腻。牙齿往往比较黄，牙龈较红，口唇也比较红。

湿热女性的调养秘诀

对于湿热体质的女性来说，首先要掌握的养生原则就是疏肝利胆、清热祛湿。

★ 情绪调养

最有效的疏肝利胆方法就是要有一个平稳的情绪。湿热体质之人，情绪常与阴虚体质相近。性情较急躁，活泼好动，常心烦易怒。节制七情，舒缓情志，心态才能稳定。"养生莫若养性"，心性修养是非常重要的。可多阅读一些道家和儒家的文化典籍，增强文化底蕴和生命的内聚力；学习和掌握一些释放不良情绪的方法，化解不良情绪。

★ 饮食调养

想要赶走体内的湿热，从内美到外，应常食用清热除湿、醒脾燥湿的食物，如鸭肉、鲫鱼、绿豆、红豆、薏苡仁、茯苓、马齿苋、茄子、西葫芦、黄瓜、西瓜、冬瓜、苦瓜、丝瓜、番茄、乌梅、荷叶、莲子、莲藕、百合等，有利于保持体内清爽，阻止湿热的侵犯。饮食应以清淡为主，少吃辣椒、狗肉、羊肉等辛热的食物及火锅、烹炸、烧烤等辛温助热的食物。

★ 起居调养

湿热体质的女性，最好能够远离炎热潮湿的工作和居住环境。穿着宜选择天然纤维、棉麻、丝绸等质地的衣服，少穿紧身的内衣。

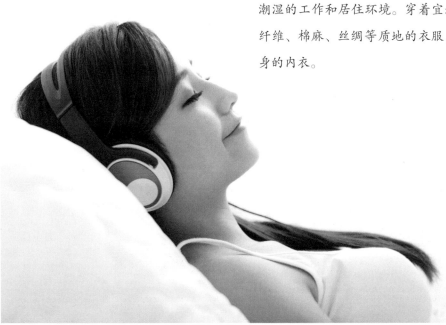

★ 运动调养

湿热体质的女性可选择一些能够舒展筋骨关节、增强身体柔韧性的运动。

★ 药物调养

湿热体质从临床辨证分型来看，又可分为湿重于热、热重于湿和湿热并重三种类型。相对而言，用中药治疗湿热比较麻烦，因为湿与热纠缠在一起，如果祛湿，就很容易助热，如果清热，湿邪又容易滞留。所以，如果湿热体质对身体的影响过大，应请中医论证开药。

★ 按摩拔罐是除湿的好方法

按摩与拔罐养生，非常适合湿热体质，能够散寒祛湿、疏通经络、祛除瘀滞、行气活血，许多由湿热引起的疾病，都可用按摩与拔罐法来调理。湿热体质女性按摩养生，可每天按摩2次合谷穴和太冲穴。

每次按揉10分钟左右，祛湿热效果显著，对美容养颜也很有用。还可每日坚持揉按曲池穴，每次3分钟。火罐法是湿热体质女性养生美容的有效途径。火罐有舒经活血、除湿清热等功效，可用火罐在脊柱两边，从上往下排起进行拔罐，连拔7天为1个疗程。如果病灶点较深，一拔就能在皮肤上出现黑紫色印；如果没有痕迹，最好多拔几天，直到拔出黑印为止。

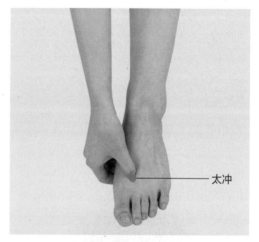

太冲

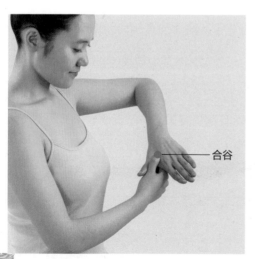

合谷

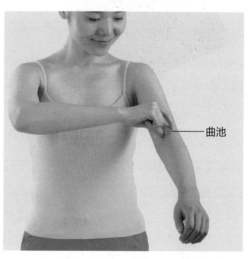

曲池

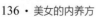

清热除湿化痰的食疗方

健脾利水，清热消肿——冬瓜红豆鲤鱼汤

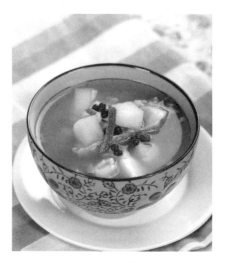

材料：冬瓜、鲤鱼各 500 克，红小豆 120 克，陈皮 5 克，盐、姜各适量。

做法：冬瓜用水洗净，保留皮、瓤，切厚块；红小豆用水浸透，洗净；鲤鱼去掉鳃和肠脏，可不去鳞；陈皮用水浸透洗净，姜洗净，切片。将冬瓜、红小豆、陈皮、姜片、鲤鱼一齐放入瓦煲内，加适量水。煲至水滚，用中火煲 3 小时，加盐调味即可。

功效：佐餐食用，不拘时量。健脾利水，清热消肿。对由于上火，或者内分泌原因长出的痘痘有明显疗效。

化瘀清热，润燥养阴——红豆莲藕粥

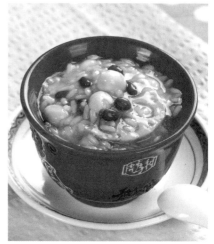

材料：糯米 50 克，莲藕 80 克，红小豆 40 克，莲子 20克，冰糖 15 克。

做法：糯米、红小豆分别洗后，用冷水浸泡 3 小时，捞出，沥干水分。莲子洗净，用冷水浸泡回软。莲藕洗净，切片备用。锅中加入约 1500 克冷水煮沸，将红小豆、糯米、莲子、莲藕片依次放入，再次煮滚后转小火慢熬约 2 小时。粥稠后，加入冰糖拌匀，即可盛起食用。

功效：此粥具有健脾益胃、润燥养阴、行血化瘀、清热等功效，适用于暑湿吐泻、食少便溏、脾虚呕吐、泄泻水肿等病症。

清热开胃——白菜里脊红椒汤

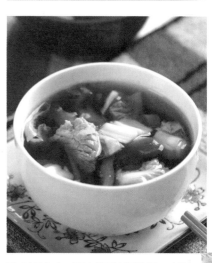

材料：白菜 300 克，猪里脊肉 300 克，红彩椒 1 个，骨汤 600 毫升，香菜 10 克，葱花 10 克，生抽、盐、胡椒粉各适量。

做法：里脊洗净、切片，白菜切块，红彩椒切丝。骨汤加入适量清水，大火煮开。加入白菜块、猪里脊片，大火煮开。转小火煲煮 15~20 分钟。再改旺火，加入红彩椒丝，大火煮开。加香菜、葱花、生抽上色。加入盐、胡椒粉调味即可。

功效：清脆爽口，开胃生津，止咳化痰，降暑除乏。

除湿消肿——冬瓜皮茶

材料： 冬瓜皮 20 克，蜂蜜适量。

做法： 将冬瓜皮洗净切细，放入保温杯中。加入 200 毫升沸水，加盖闷泡 15 分钟。去渣，调入适量蜂蜜即可。每日 1 剂，早、晚各冲饮 1 次。

功效： 冬瓜皮能利湿热、消肿满，主治水肿、小便不利。冬瓜皮泡茶喝，可以去除体内过多的水湿，从而消肿、瘦身、轻体，也可以降血压、降血脂。

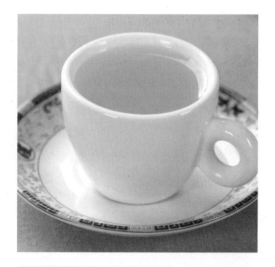

健脾祛湿，清热排脓——薏米茶

材料： 炒薏米 20 克，茉莉花茶 3 克。

做法： 将炒薏米放入锅中，加约 1000 毫升水熬至水减到原来的一半。用薏米的煎煮液，趁热冲泡茉莉花茶饮用。

功效： 薏米是常用的中药，又是常吃的食物，性微寒、味甘淡，有利水消肿、健脾去湿、舒筋除痹、清热排脓等功效，为常用的利水渗湿药。薏米可以祛湿、下火、去痘，泡完茶后，其茶渣也可以吃。

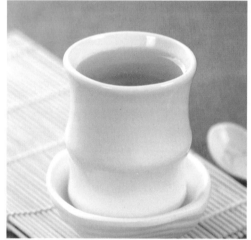

利水解毒——赤小豆茶

材料： 赤小豆 20 克。

做法： 将赤小豆炒焦后研碎，装入纱布袋，放入保温杯中。加入 250 毫升沸水，闷泡 20 分钟即可。

功效： 赤小豆有利水消肿、解毒排脓等功效。做茶饮可用于改善水肿胀满、黄疸尿赤、风湿热痹、痈肿疮毒、肠痈腹痛等。

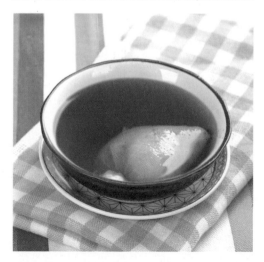

健脾益胃，补肺清热——山药薏米羹

材料：山药 100 克，薏米 30 克，枸杞子 3 克，燕麦 10 克，冰糖适量。

做法：提前将薏米用清水泡 2 个小时。将枸杞子用清水泡 10 分钟。将山药去皮后，切成菱形块，装在盘子里。锅内放水，将薏米煮开后，倒入切好的山药。用大火炖开后，加入适量的冰糖。放入燕麦，搅拌均匀后关火。再倒入泡好的枸杞子，闷 3~5 分钟即可。

功效：薏米有利水消肿、舒筋除痹、清热排脓等功效，与益气、健脾肾的山药搭配，除湿功能很强。

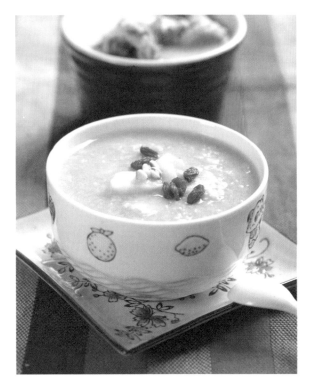

清热利尿——紫菜金银花鸡蛋汤

材料：金银花 15 克，紫菜 20 克，鸡蛋 1 个，生姜 3 片，葱 1 段，盐适量。

做法：金银花洗净，沥干。紫菜用温水发透、切段；鸡蛋去壳打均匀。葱切成葱花，姜切末。起油爆香姜末，加入清水 1200 毫升。滚沸后，下金银花、紫菜，稍煮。下蛋液，搅匀，调入适量盐和葱花即可。

功效：有清热、利尿、减肥的功效，尤宜为夏日减肥去脂的汤水，同时亦可作为瘿瘤、水肿、肥胖等症的辅助食疗。

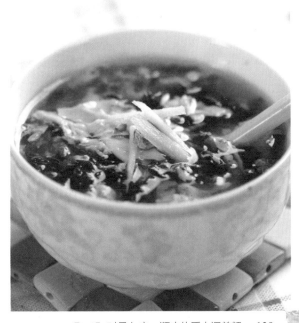

特禀体质的女性——关键是益气固表、培精固元

特禀体质的判断方法和形成原因

如果人的肺、脾、肾三脏功能失调，气血运化失司，卫气虚则不能抵御外邪，就可能形成特禀体质即过敏体质。因此，过敏体质的女性，应调补气血，培精固元，增强机体的卫外抗病能力。

1.特禀体质的女性天生体质敏感、免疫力很低，一些很细小、很平常的东西，都可能对其造成伤害。

2.特禀体质的人，即使没感冒，有时也会鼻塞、打喷嚏、流鼻涕，非常容易哮喘。

3.容易对药物、食物、花粉、气味、季节过敏。

4.皮肤还容易起红疹，因为过敏，皮肤常常出现紫红色的瘀点和瘀斑，皮肤一抓就红，立刻显现抓痕。

特禀体质的女性会出现不同的过敏反应及过敏性疾病，常见风团、咽痒、鼻塞、喷嚏等。有的患湿疹、荨麻疹，有的患过敏性哮喘，有的则对某些药物特别敏感，可发生药物性皮炎，甚至剥脱性皮炎。但是，偶尔对某种已知因素发生高反应性，不能称作特禀体质。

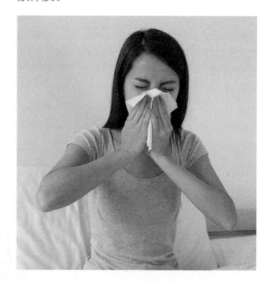

特禀体质	属于这一类体质的人，易患过敏性鼻炎、过敏性紫癜、过敏性哮喘、湿疹、荨麻疹等过敏性疾病。生活中会接触很多有害物质，如化学制剂、放射性物质、病原体、噪声、废水、废气等，还有室内的灰尘、螨虫，室外的花粉、粉尘等，这些容易造成过敏反应
遗传病体质	这一类体质有家族遗传病史，或者是患有先天性疾病，大多很难治愈
胎传体质	即母亲在妊娠期间，受到了不良影响和刺激，传给腹中胎儿，所造成的一种过敏体质

过敏体质"三分治，七分养"

过敏症是一种全身病，可以累及人体的各个器官，因此过敏症表现多种多样。

最常接触外界物质的器官有三个，它们也是最常发生过敏反应的器官。这三个器官是：

呼吸道	过敏表现有过敏性鼻炎、过敏性哮喘等
消化道	过敏表现为腹痛、腹泻、恶心、呕吐等
皮肤黏膜	过敏表现主要为各种皮疹

对过敏体质的女性来说应"三分治、七分养"，只有平时科学合理的饮食起居，从根本上增强免疫力，才是防治过敏病症，改善过敏体质的关键。

★ 日常保养

过敏体质的女性是体质特殊的人群，也是非常需要娇宠的一族。由于她们对外界环境的适应能力较差，所以，日常起居中不能太过随意，要时刻小心谨慎，避免接触到花粉、紫外线、尘螨、油漆、生发性和过敏性食物、酒精等过敏原，引发不必要的麻烦。

"防过敏，防风邪"是过敏体质女性应该谨记的原则。要在生活中顺应气候和四季的变化，尤其是春季，过敏高发，更要远离各种可能的刺激物，小心呵护宠爱自己，免受外邪的侵害。此外，加强体育锻炼，扶正补虚，也是抗御外邪、改善体质的重要方法。

★ 饮食调养

在饮食上，宜多吃有防过敏和提高人体免疫力作用的食物，如香菇、猴头菇、金针菇、胡萝卜、黑木耳、银耳、白萝卜、芦笋、圆白菜、红枣、鸡肉、鸭肉、蜂蜜等。日常饮食宜清淡，多吃汤、粥等容易消化的食物，可以配合灵芝、黄芪、白术、乌梅、益母草、当归、生地黄等药物来增强体质，提高人体免疫功能。

多吃益气固表、凉血消风、益肺补肾的食物，饮食清淡，粗细均衡，荤素配伍也要合理。

做"挑食"的女人，远离过敏

过敏体质的女性一定要忌口，管住自己的嘴巴。忌食生冷、辛辣、肥甘厚腻的食物。避免食用各种致敏食物，以减少发作机会。一般来讲，鸡蛋、牛奶、豆类、坚果等高蛋白食物容易引起过敏。

还有一些食物容易引发宿疾，被称为"发物"，如白酒、辣椒、韭菜、春笋、香椿、贝壳类、虾、蟹、无鳞鱼、羊肉、鹅肉、驴肉、猪头肉、葱、蒜等，过敏体质者不宜多吃。忌过量饮酒和吸烟。

吃太多寒凉食物的人，体内过敏免疫球蛋白数值较高，鼻炎状况相对比较严重。常见的寒性食物有苦瓜、番茄、荸荠、百合、藕、竹笋、鱼腥草、马齿苋、蕨菜、莼菜、河蟹、泥螺、海带、紫菜、田螺、河蚌、蛤蜊、桑葚、甘蔗、西瓜等。

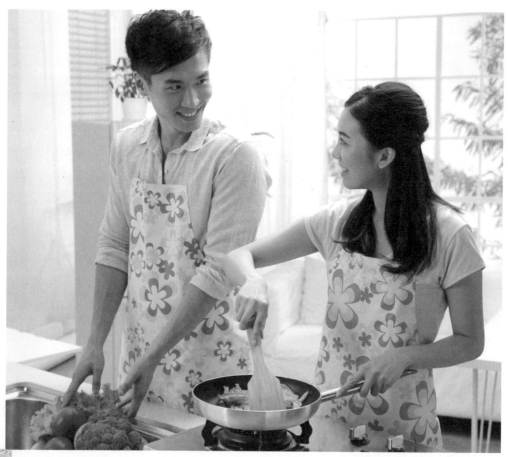

和特禀体质做斗争要内外兼顾

1.避免过敏，最简单的方法就是远离过敏原。因为过敏症状会长期存在，很难根治，只能随时小心防范，避免接触有可能导致过敏的过敏原。特别是避免接触或服用曾经引起自身过敏的物品或食物。因为多接触一次过敏原，体内针对过敏物的免疫物质也就多一分，反应会更剧烈。相反，如果长期不与过敏物质接触，那么相应的抗体或淋巴细胞就会渐渐减少，过敏反应也就会逐渐自行消失。

2.外出时要避免强烈的日光直射，夏季要备好遮阳伞等防护用具。天气污染严重时，要尽量减少外出，必须外出时，要备有防护用具，如口罩或面具等。花粉季节，尽量减少外出。

3.保持乐观心态。特禀体质的女性，往往情绪也很敏感，心性浮躁不安。任由这些不良情绪扩大，就会影响身体内分泌水平。"若想身无病，心情要平静"，只有美好心性，才能避免情绪波动。

4.中药调养改变特禀体质。用中药转变过敏体质，靠的就是调整人体内的阴阳平衡。对吸入性致敏原敏感的女性，大多肺卫气虚，在中药调理时应以益肺化湿为主。可用党参、太子参、白术、茯苓等具有补充肺部气血功效的中药，以改善吸入性过敏疾病，并有助于增强肺部的功能。

对食物性致敏原过敏的女性，大多脾虚，可选用陈皮、半夏、茯苓、砂仁等补充脾脏的气血，增强脾脏的功能。

过敏性紫癜的患者大多因血热瘀阻而造成，可选用川楝子、香附等具有活血化瘀、通经活络功效的药物。患过敏性疾病时间较长的人，多肾气不足，应选择黄芪、熟地、山药等健脾补肾的药物，以补充肾脏气血，达到调整肾脏功能的目的。中药在调整人体机理和转变人体体质方面有着先天的优势，特禀体质的女性不妨一试。

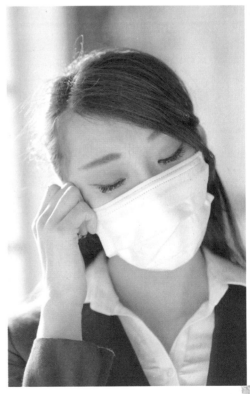

扶正固表的食疗方

补气固表，祛风解表——归芪防风猪瘦肉汤

材料： 当归、黄芪各5克，防风4.5克，猪瘦肉60克。

做法： 将前3味中药用干净纱布包裹，与猪瘦肉一起炖熟，饮汤食猪瘦肉。

功效： 归芪防风猪瘦肉汤的补气固表作用较好。黄芪具有补气固表、升阳的作用；防风具有祛风解表、除湿止痛、疏肝解痉、杀虫止痒的功效；再加上瘦肉，肉本身就有筋有血，可以调养身体，与黄芪、防风合在一块，能够起到补益气血、调养身体的作用。

养血消风，扶正固表——乌梅黄芪当归粥

材料： 乌梅15克，黄芪9克，当归5克，大米50克。

做法： 将乌梅、黄芪、当归加水煮开后小火熬成浓汁，再在浓汁中加水，煎开后加大米熬粥。

功效： 趁热食用，可养血消风，扶正固表。过敏体质，有过敏性鼻炎、过敏性哮喘、荨麻疹等过敏表现的人都可以适当地选用。

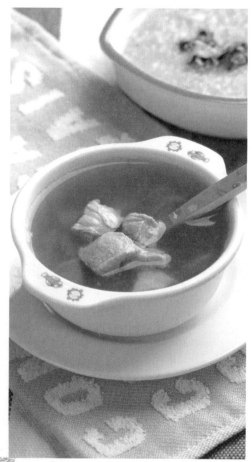

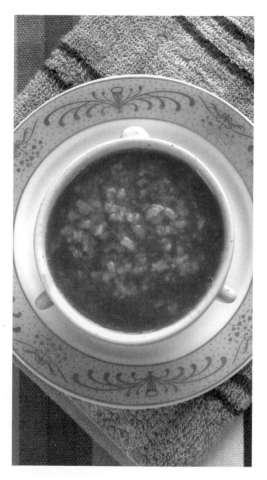

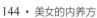

补气固表，镇定神经——桂花黄芪茶

材料：黄芪5克，桂花3克。

做法：将黄芪和桂花放入保温杯中，倒入200毫升沸水，闷泡10分钟即可饮用。

功效：桂花黄芪茶可镇定神经、缓解机体的过敏反应，促进机体各项功能恢复。黄芪有补气固表、利水消肿、排毒的作用，不仅能舒缓紧张情绪，还可以散寒破结、化痰止咳、清热解毒。

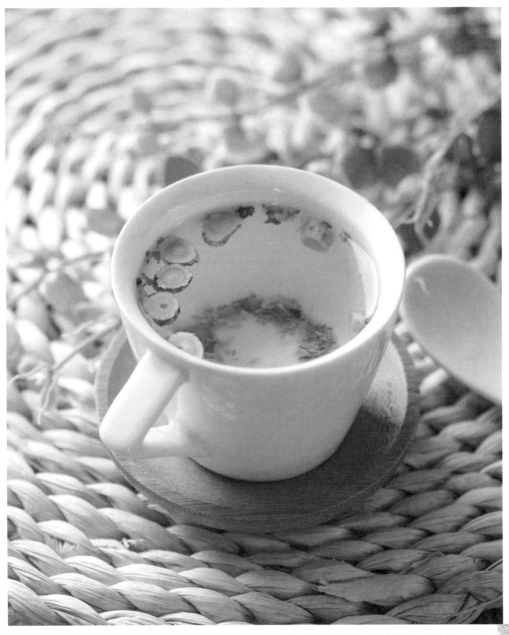

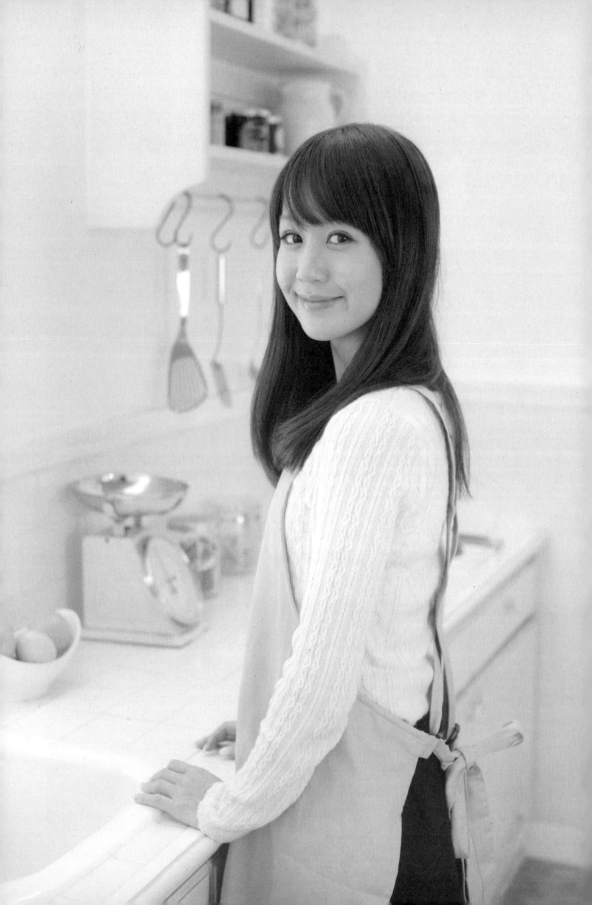

Part 6

美人怕迟暮，从身体内部阻挡衰老的步伐

"最是人间留不住，朱颜辞镜花辞树"，

"朱颜辞镜"对每个女人来说都是残酷又不得不面对的事实，

女人为了阻挡变老的速度，

甚至不惜采用"医美"的方式，

殊不知，

对抗衰老的密码，

其实就藏在女人的身体内部。

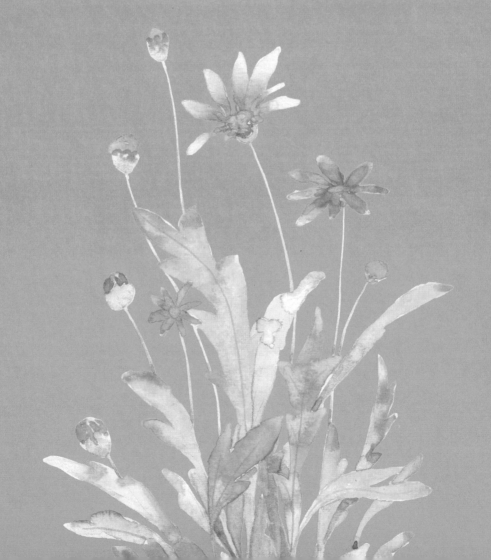

红颜为何易老

"重口味"的女人容易老

很多女性不但爱吃，而且还是"重口味"，喜欢吃咸的东西，盐的主要成分是氯化钠。它以钠离子和氯离子的形式存在于人体的血液和体液中，维持着人体的渗透压、酸碱平衡和水分平衡，但是过量摄入对女人却并没有好处。

★ 盐是一把"双刃剑"

氯、钠和钾是人体主要的电解质，钠在细胞外，钾在细胞内，两者就像势均力敌而又互相制衡的战友，共同捍卫着身体细胞内外的渗透压、水分和酸碱值平衡。

应该说，每天摄入正常的盐分非常重要。但如果吃盐过多，钠离子的含量过多，就会打破这个平衡，对人体造成危害。有句俗语："美女生在山上，不生在海边。"住在海边的女性，平时摄入的盐比较多，皮肤更容易长出皱纹。吃盐过多会直接影响人的身体健康，加速人体衰老。

★ 吃盐过多影响容颜

吃盐太多会加速人体衰老。下面就看一看，多吃盐对美容到底有哪些不良影响吧。

皱纹增多	长出雀斑、黄褐斑	头发枯黄	面部浮肿
如果吃盐过多，体内的钠离子就会增加，会引起面部细胞失水，加速皮肤的老化，时间长了，皱纹就会越来越多。	吃盐过多的人，除了更容易使脸上出现可怕的黄褐斑之外，还很有可能使脸颊长出雀斑。如果同时摄入的动物性脂肪和蛋白质过多，雀斑、黄褐斑更加明显。	饮食过咸，会给肾脏增加很大的负担，造成肾排钠的障碍，从而使人体血压升高，蛋白代谢紊乱，就会影响头发中蛋白的形成，使头发变得枯黄。	摄入过量的盐，会使水分代谢出现紊乱。水分潴留在体内，会导致面部浮肿。

可见，盐是一把"双刃剑"，我们的身体缺不了，可食用多了又会损害身体健康和美丽容颜，尤其是害怕变老的年轻女性，更要饮食清淡。口味较重的女性，要彻底改变自己的饮食习惯，少吃过咸的食物。

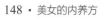

咖啡虽好，不能过量

很多女人喜欢喝茶、喝咖啡，还有各种功能性饮料和普通饮料，而这些饮品中，大多都含有咖啡因。咖啡因有诸多美容功效，但同时它又是一种能使人成瘾的化学物质，人体摄入过多，会使机体加速老化，产生病变，因此，女性要合理控制咖啡因的摄入量。

★ 咖啡优点多多

咖啡的好处不仅在于苦中带香的口感和提神醒脑的作用，还有很多人们所不知道的美容功效。咖啡中发挥美容作用的是咖啡因，咖啡因可以促进代谢机能，使松懈的肌肤恢复紧致和弹性。因此，咖啡因成为去除眼袋眼霜的重要成分，也是热门的纤体护肤品的主要功能性成分。

咖啡因可促进脂肪分解。咖啡因对血糖水平和内环境的稳定并无显著影响，但会显著增加血浆游离脂肪酸的浓度，这可解释为咖啡因的促进脂肪分解作用。与年轻的女性相比，老年女性脂肪酸释放的增加幅度较小；随着时间延长，咖啡因造成的游离脂肪酸增加，会产生耐受性。而高碳水化合物饮食，可竞争性地抑制咖啡因所引起的脂肪分解作用，所以也会抑制咖啡因的功能亢进效应。

咖啡因还能够促进肠道蠕动，对缓解便秘有很大功效。

★ 摄入过量咖啡因危害大

咖啡虽好，但也不能过量，一般每天喝1~2杯咖啡就足够了。咖啡摄入过多，会引起肠胃消化不良、胃酸过多，产生头晕、心跳加速、失眠等副作用。

食用过量的咖啡因，还会造成神经过敏，引起焦虑、心悸、睡眠紊乱、血压升高，每天喝5杯以上的咖啡，可使患心脏病的概率增加2倍。过量的咖啡因还会刺激乳腺，导致乳腺纤维囊肿，甚至有转化成乳癌的危险。

女性经前大量饮用咖啡，可能会因咖啡因的刺激，出现情绪不稳、易怒、紧张、精神不集中等状况，引起头痛或乳房痛等经前症候群。如果已经养成喝咖啡的习惯，或长期摄入大量咖啡因，就需要减少用量，这可能会出现短期症状，如头痛、头晕、难以集中精力等。要减轻这些症状，可以分步减少咖啡因摄入量，让身体慢慢适应这一改变。

女人都爱甜蜜蜜，糖分太多催人老

没有几个女人能够抵挡甜食的诱惑，可是很多女人不知道，吃甜食太多不只会引起身体发胖，还会影响新陈代谢，从而加速衰老。

★ "糖衣炮弹"伤身体

糖会消耗身体中保持青春活力的矿物质，直接破坏活性分子。进入血液的血糖与体内的蛋白质相结合，就会引起分子退化，使身体的组织结构失去弹性，变得越来越脆弱。表现在肌肤上，就会在真皮层上累积，并改变细胞的连接，从而形成肌肤老化的各种状况，比如皱纹、下垂、肌肤失去弹性等。吃糖过多会影响新陈代谢，加快衰老，会使身体出现各种衰老的症状：疲劳、精神紊乱、偏头痛、肥胖、皮肤起皱、免疫力下降、高血压、心脏病、糖尿病等。

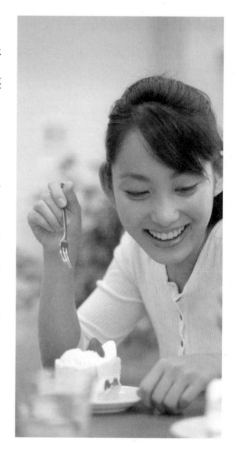

吃糖过多引起的不良症状

耗损胶原蛋白，影响皮肤弹性	糖分摄取过量，部分糖会附着在真皮层的蛋白质上，使蛋白质变质，引起老化。负责维持肌肤弹性的胶原蛋白，会首先受到伤害
引爆痘痘来袭	过多糖分会使体内的胰岛素释放增多，引起体内雄性激素的增加，这样，皮脂分泌会跟着增加，这就是造成"成人痘"的一大潜在因素
阻碍美白进程	酪氨酸酶遇到糖便会活化，从而生成黑色素。所以，糖摄入过多，等于为黑色素的生成添"动力"，因此，过分嗜甜会使你的美白梦想受到阻碍
使身体发胖	过多的糖分不能被身体完全利用时，会转变为脂肪，在身体中储存起来，人就会越来越胖
导致骨质疏松	过多的糖分会使体内形成酸性的内环境，引起钙质不断流失，从而导致骨质疏松
降低抗病毒能力	过多的糖会对身体的免疫机能产生影响，让身体对抗病毒、细菌的能力大大减弱

★ 吃糖也要讲科学

适量的糖分对身体是有益的，它存在于米、面、水果、蔬菜之中，为身体提供丰富的能量，是必不可少的基本营养元素。问题是女人一旦形成了饮食偏好，就会导致糖分摄入过量。对于营养，要讲究适量与均衡，任何一种营养，都应根据身体的需求量来摄入，而不能由着自己的口味。

每日糖类的最佳摄取量为每千克体重2~4克。那么体重为50千克的女性，每天可以摄入糖分100~200克。可以多选用豆类、燕麦、糙米、苹果、梨等低升糖指数的食物和牛奶等，牛奶中所含的乳糖对身体是有益的。少吃糖和含糖高的食物，比如糖果、巧克力、糕点、饼干、冰激凌以及碳酸饮料等。少吃高升糖指数的食物，比如白米、白面馒头、白面包等精制碳水化合物和果脯等。红糖其实比白糖更危险。因为红糖的味道不如白糖甜，人们在食用时就会多放些，所以摄入的糖分会更多。

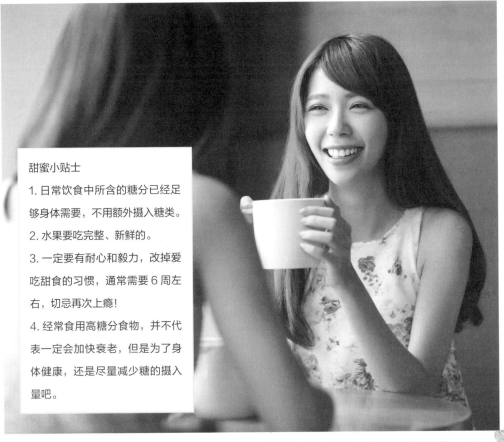

甜蜜小贴士

1. 日常饮食中所含的糖分已经足够身体需要，不用额外摄入糖类。

2. 水果要吃完整、新鲜的。

3. 一定要有耐心和毅力，改掉爱吃甜食的习惯，通常需要6周左右，切忌再次上瘾！

4. 经常食用高糖分食物，并不代表一定会加快衰老，但是为了身体健康，还是尽量减少糖的摄入量吧。

久坐不动对女人伤害巨大

对于很多职场女性来说，工作日在办公桌旁坐上七八个小时是很平常的事情，然而久坐对女人的伤害是巨大的。任何一个热爱健康和美丽的女人，都应该对久坐引起重视，并采取一些措施避免久坐带来的伤害。

★ 久坐会引发妇科疾病

女性朋友长时间坐着，骨盆会受到来自上半身重量的压力，导致血液循环不畅，进而减少子宫供血。另外，久坐不动的习惯多会引起盆腔炎、附件炎等妇科疾病，从而令女性朋友不孕的概率增加。

★ 久坐引发多种健康问题

长时间坐着工作的办公室文员，遇到的最多问题就是小肚腩的形成和便秘，长时间久坐不动，还会使血液循环变差，易引起肌肉酸痛、僵硬甚至萎缩。长时间久坐的人，血液循环减慢，使身体内静脉回流受阻，直肠肛管静脉容易出现扩张，可能患痔疮，发生肛门疼痛、流血甚至便血等现象。

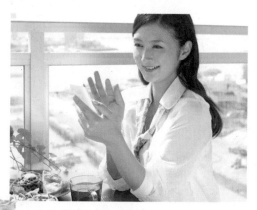

★ 用运动和饮食减小久坐的危害

为了减小久坐的危害，女性朋友切莫偷懒，需要"动起来"。比如，上班时每隔 1 小时站起来走动一下，哪怕是去一趟厕所，拿水杯接一次水都好；下班后不妨加强锻炼，如慢走、快走等。

久坐工作的人可以有意识地多选择下面几种蔬菜，能起到十分有效的通便效果，因为它们都含有大量的膳食纤维，可以带走身体里的废物和垃圾。

莴笋具有开通、消积的作用，富含维生素 C、叶酸、铁。常食莴笋，可以促进肠蠕动，预防便秘。

空心菜含有大量的纤维素和半纤维素、胶浆、果胶等，有辅助治疗便秘、便血、痔疮的作用。

韭菜有"洗肠草"之称，它含有较多的粗纤维，且比较坚韧，不易被胃肠消化吸收，可促进肠蠕动。

菠菜性凉、味甘，有养血、止血、润燥、滑肠、通便的作用。

红薯补中和血、宽肠胃、通便秘，是办公室一族的最佳食物。

女人要对二手烟说不

许多女人自己从来不吸烟，可是在公共场合经常被动地吸入二手烟。女人吸二手烟的危害非常大，长期吸入，会损害身体健康。

★ 二手烟远比你想象得危险

如今女性吸烟率在不断上升，这种状况很令人担忧。吸烟有害健康，吸二手烟同样会对女人的身体造成伤害。

日本曾对40岁以上的近10万名女性的肺癌发病情况随访调查，结果表明，吸二手烟的女性发病率明显增加。丈夫每天吸20支以上香烟的妇女，患肺癌的比例要比普通女性高出1倍。而且，与吸烟者共同生活的女人更容易出现月经不调、更年期提前、生育率下降和胚胎发育异常等情况，患不孕症的概率提高2.7倍，怀孕后易出现流产、早产和死胎。

吸烟会使女人皮肤衰老，还可能导致心脑血管疾病和癌症。吸烟会使腹中的胎儿或孩子大受其害，作为母亲，你还会当着他们的面吸烟吗？面对办公室同事的"吞云吐雾"，并不吸烟的你还会无动于衷吗？

★ 女性要坚决对二手烟零容忍

如果你身边有正在吸烟的人，请千万要远离他们，不管他是谁。孕妇更应该这样做，千万不要为了所谓的"感情"或面子，而默默地忍受。如果你的亲人是烟民，那么就劝其从现在开始戒烟，如果对方真的在乎你，就一定会做到。

不吸烟的你可以在家里或办公室、会议室中摆放一些绿色植物如吊兰、常青藤等，以减少空气污染。多吃新鲜蔬菜、水果（尤其是富含维生素E及维生素C的），因为维生素C具有抗氧化功能，富含维生素E的食物，可抗疲劳，增强免疫功能。同时还要用适当的方式告诉身边的烟民朋友和同事，吸烟及二手烟的危害。

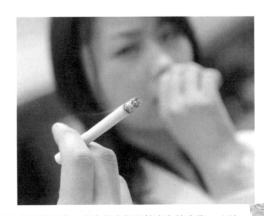

冻龄有术，女人不老的小秘密

潜移默化，小习惯成就不老女人

俗话说："只有懒女人，没有丑女人"，女人的美丽和气质，往往来自于平常生活中坚持的一些良好的生活小习惯。可不要小看这些习惯，它们能够让女人保持年轻。

★ 挺胸抬头，保持端正体态

一个坐姿端庄的女人看上去要比含胸驼背的女人更自信，也更有朝气。女人如果喜欢把身子倒向一边，或者总低着头，显得倦怠乏力而更显衰老。

保持正确的坐姿，可以预防关节和肌肉疼痛，减少因骨位不正造成的肌肉紧张，从而缓解头痛和困倦。体态不好的女人，可以通过练习瑜伽或者打坐进行改善。

★ 爱自己，从合适的内衣开始

女性的胸部会随着年龄的增长而逐渐下垂，质量好的内衣，柔软的衬垫能有效托起女性的乳房，让女人更好地展现形体美。当你的体重发生变化时，要及时更换内衣的尺码，合适的内衣才能带给你健康和美丽。

★ 愉悦的性生活让人身心美丽

研究发现，性生活比较频繁的女性，（如每周能有 3 次左右愉快的性生活）看起来就比其他缺少性生活的同龄人要年轻得多。脸上的皱纹比较少，皮肤也显得更为细腻、光滑而饱满。性生活和谐的人，会感到内心愉悦和充实。

在愉快的性生活过程中，人的大脑分泌出一种激素，会大大减轻人的心理压力，使人感觉"时光倒转"。愉悦的性生活，还能让人睡得更香甜，皮肤自然显得白皙光洁。

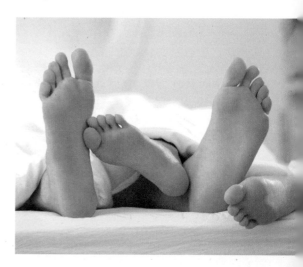

晨起一杯水，美容又养颜

女人是水做的，机体要健康，需要有充足的水分。所以女人一定要喝好一天中的第一杯水！女人最应关注的，就是晨起的第一杯水，它能为美容养颜带来神奇的效果。

★清晨第一杯水该怎么喝

健康的女性每天至少要喝8杯水，就是大约2000毫升的水，才能满足身体的代谢需求。那么，最好在什么时间开始喝这第一杯水呢？

每天早晨7:00~9:00，是人体胃经值班的时间，在这个时间段进食，最容易被消化吸收。这个时间喝足了水，到了9:00~11:00，负责运化排泄的脾经当令时，身体就会顺利地把代谢废弃物排出体外。

要在起床之后与吃早餐之前饮水，这甚至要比吃早餐更重要！第一杯水能使渐趋浓稠的血液很快得到稀释，让女性的身体和大脑，由内而外彻底苏醒过来。

水分进入血液后，还能帮助机体排出体内的各种毒素，使肌肤清洁滋润，令皮肤水灵灵的富有弹性，焕发青春光彩。水能促进血液循环，从而能够预防心脑血管疾病。

★一天的第一杯水加点儿什么好

清晨起床时，是每天给身体补水的最佳时刻。它不仅是养好脾胃的关键，还可以使早餐顺利消化吸收，顺利排便。那么喝白开水还是淡盐水？或者蜂蜜水、柠檬水？还是牛奶、果汁？哪一种才能使身体进入一种良性的代谢循环状态？

在通常情况下，应该选择与室温相同的新鲜白开水。因为20~25℃的白开水更容易透过细胞膜，能增强人体的免疫力。也可以在清晨起来后，空腹饮一杯蜂蜜水，既可以补充水分，又能增加营养。

一杯柠檬水也不失为一个好的选择。加了新鲜柠檬片的温开水，简直就是一杯养颜排毒水。同时也是最好的酸碱中和剂，还能让人摆脱口气不佳的困扰。

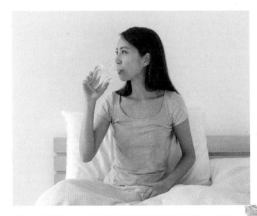

不让眼睛出卖你的年龄

从健康的角度讲，人老腿先老；从皮肤的角度讲，人老眼部皮肤最先老。因为眼周的皮肤是面部皮肤中最薄也是最脆弱的部位，加上眼睛的活动较频繁，所以眼部皮肤最容易衰老。眼部肌肤的平滑细腻程度，透露出一个女人是否依然年轻。黑眼圈、鱼尾纹、眼部细纹、眼袋、眼皮下垂松弛，都会让眼部的阴影加深，轮廓变得越来越模糊，最后彻底拉垮整张脸的"视觉年龄"。

★ 眼部老化的三大征兆

人的面部最先出现问题的地方是眼睛周围的皮肤，那么眼周常会出现什么样的问题呢?

眼袋

眼袋是最常见的眼部问题，主要原因是眼睛过度疲劳，使血液微循环受阻，导致皮肤弹性下降，下睑部聚集了多余的脂肪和水分。

黑眼圈

上班的女性工作压力大，经常熬夜，加之情绪不稳定，会促使眼部静脉内的血液流速缓慢，红细胞供氧不足，二氧化碳及代谢废物积累过多，从而引起眼部色素沉着，引发黑眼圈。

鱼尾纹

鱼尾纹主要是角质层缺水导致皮肤干燥、细胞萎缩引起的。由于眼部皮肤较薄，常会出现缺水现象，而眼部皮肤缺水、干燥，就会出现鱼尾纹。

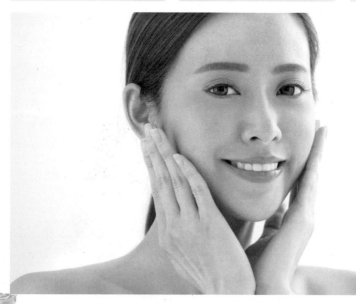

现在很多女人沉迷于网络，每天在"一网无尽"的网海里畅游良久，眼睛疲劳、酸痛是常有的事，睡眠不足，更加速了黑眼圈和眼袋的造访频率。于是，眼部为了"报复"你，会快速生出许多明显的"纹路"来警告你，再不护理，你的眼部就比你的实际年龄老多了。

肾虚	中医理论中有"肾主水"之说，如果更年期女性有肾虚的情况，那么就会导致水代谢与运输不畅，血液循环受阻，因此容易引发眼睛浮肿和黑眼圈现象
脾胃虚弱	中医认为，上眼皮为睑，属脾；下眼皮为胞，属胃。由此可见，眼部问题和脾胃有很大关系。如果脾胃虚弱，人体所摄入的食物在胃肠内转化为水谷精微后会留在局部，从而化生为痰湿，引起眼部问题
脂肪含量少	如果饮食不当，使皮肤中的脂肪含量减少，那么真皮层中的弹性纤维和胶原蛋白含量也会减少，而眼部皮肤首当其冲，就会失去弹性，出现皱纹
自我保护能力差	眼部皮肤中几乎没有皮脂腺和汗腺，所以也没有皮脂膜对皮肤的保护，这会导致眼部皮肤的自我保护能力差，容易受到外界环境因素的伤害

★ 持之以恒，留住灵动明眸

眼部容易出现问题是不能改变的事实，但是如果护理方法得当，并在日常生活的各个方面加以注意，保持眼部皮肤健康水润还是大有希望的。下面就针对眼部出现的几种常见问题，介绍一下眼部护理常识：

作息时间有规律

养成良好的生活习惯，有规律的作息是预防黑眼圈的关键。在工作特别累的时候，闭目养神，适当休息一会儿。

保证充足的睡眠

睡眠不足是产生眼袋的直接原因，良好的睡眠可以促进眼部肌肤的血液循环，从而起到预防眼袋的作用。

饮食调理

平时多食用芹菜、胡萝卜、动物肝脏、土豆等有利于改善面部肌肤的食物，同时注重膳食的营养平衡。饮食中要注重优质蛋白质、维生素A、维生素C、维生素E、微量元素以及矿物质的摄入，其中适宜的食物有豆浆、动物肝脏、海带、核桃、胡萝卜、番茄等。

以正确的手法按摩眼部

以两手的中指或无名指，轻轻沾取绿豆大小的眼霜——一定要选用质量好、适合自己肤质的眼霜，然后从眼角开始，由内往外，朝一个方向画圈圈，轻轻地按摩。眼部的抗衰不是一朝一夕的事情，需要长期坚持。只有持之以恒的护理，才能留住眼部的青春。

破解食物中的抗衰密码

食物抗衰也要知己知彼

随着年龄的增长，衰老会慢慢向女人袭来，很多女人利用膳食来延年益寿，以延缓衰老进程。但是有些食物却能让女人越吃越难看，还有些食物不能在一起吃。女人一定要根据自己的体质特点，选择合适的食物进行抗衰，才能达到最好的效果。

★ 看清体质吃对食物

在正常人群中，体质大致分为九类：平和质、阴虚质、阳虚质、气虚质、血瘀质、气郁质、痰湿质、湿热质、特禀质。在本书第五章中，你可以判断自己属于什么体质，从而选择适合自己的抗衰养颜方法。

平和质	不宜药补，酌量选食缓补阴阳的食物，以增强体质。可以选择粳米、薏苡仁、韭菜、甘薯、南瓜、银杏、核桃、桂圆、莲子、鸡肉、牛肉、羊肉等
阴虚质	滋补阴肾。甘凉滋润的食物能对阴虚体质起到调节作用，如猪瘦肉、鸭肉、鳖、绿豆、冬瓜、西瓜、芝麻、百合等。少吃高热量、高蛋白的食物
阳虚质	重点是补肾气，可常煮腊八粥喝。要多吃五谷豆类食物，以补元气。多吃黑色食品
气虚质	要补气健脾。多吃黄豆、扁豆等豆类食物。稍微多吃一些肉食，鸡肉、牛肉、泥鳅等。少吃耗气的食物，如生萝卜、生红薯、空心菜、槟榔等
血瘀质	多食行气活血的食物，如有活血、散结、行气、疏肝解郁作用的山楂、醋、玫瑰花、金橘、番木瓜等食物。桃仁、黑豆、油菜等也具有活血化瘀的作用
气郁质	多食能行气的食物，以蔬菜和鱼、瘦肉、乳类、豆制品为宜，如佛手、橙、柑、荞麦、韭菜、茴香菜、大蒜、火腿、刀豆等，常喝红枣桂圆汤、百合莲子汤，可健脾、养心、安神
痰湿质	应常吃性温平、健脾利湿、化瘀祛痰的食物，多吃蔬果，多吃有辛温燥湿、淡渗利湿和化痰散结作用的食物，如葱、蒜、海藻、海带、冬瓜、萝卜、金橘、芥末等
湿热质	饮食尽量要清淡，多吃甘平、甘寒的食物，以散湿热
特禀质	多吃蜂蜜进行调养

★ 饮食有度，平衡身体营养

饮食不当导致的衰老不外乎以下几种情况：摄食不足，营养不良；饮食过量，营养过剩；饮食偏嗜，营养失衡；饮食不定时定量，过寒或过热。

人体生命活动的维持有赖于适量的营养，营养为人体的生长、发育、繁衍和健康提供着必需的能量。人体如果长时间摄食不足、营养不良，其生命活动便失去了动力，由此导致的结果，轻则生命力衰微，疾病缠身，重则导致死亡。长期的营养不良加速了衰老的进程，往往会使人瘦弱、皮肤干燥、皱纹增多、四肢不温、记忆力减退、倦怠、乏力、抵抗力低下，易患多种疾病。

饮食过量、营养过剩也会损害女性健康，加速女性衰老进程。饮食过量会加重脾胃负担，损伤脾胃，因为脾胃的消化能力是有限的。一次吃得过多，超过了脾胃所能承受的限度，使得脾胃过度劳累而受到伤害，长久下去，便可导致脾胃虚衰，从而引发疾病和衰老。营养过剩还会导致一系列"富贵病"的出现，即容易患肥胖症、糖尿病、高血压病、心脏病、动脉粥样硬化等代谢疾病和心血管疾病，这种状况和营养不良一样可以加速人的衰老进程。

此外，饮食不定时定量、饮食过寒或过热等都会伤害脾胃，时间一长将导致整个身体健康水平的下降。

食物的品种有那么多，而人一天吃的食物的量是有限的，如何在有限的摄取量中获得最大的保健效益呢？下面列出了几种常见食物的营养素含量，可供参考。

鲜枣	含维生素 C 最丰富，成人每天吃 20 克鲜枣即可满足人体的生理需要
蘑菇	素有"天然维生素宝库"之称，尤其是健肤美容的维生素 B_2 以羊肚菌、香菇中含量最丰富。成年人每天只要吃 25 克鲜菇，所摄取的维生素 B_2 即可达到人体生理需要量
胡萝卜	所含 β-胡萝卜素可及时清除体内的衰老物质，延缓生命的老化进程
黄豆	叶酸在黄豆中的含量最高，每 100 克黄豆含叶酸 380 微克，可达成人每天的叶酸标准补充量
紫菜	每 100 克紫菜中含镁量高达 460 毫克，成人一天约需 300 毫克，故吃 100 克紫菜所获得的镁就能满足人体的需要

女人离不开的抗衰减龄明星食物

★ 这八种食物让人越吃越年轻

在日常生活中，通过饮食就能轻轻松松地抗衰。世界公认八种食物有奇特的缓解衰老功效，可以让女性既饱口福，又能青春常驻。

番茄

番茄中含有丰富的番茄红素，番茄红素的抗氧化能力是维生素 C 的 20 倍。特别是小番茄，维生素 C 含量更高。经过烹调加工的番茄，番茄红素含量可增加数倍，提高了抗氧化效果，能辅助减缓动脉阻塞，降低罹患心血管疾病的风险。

洋葱

洋葱可以清血、降低胆固醇、抗衰老，是所知唯一含前列腺素 A 的食物，能降低血液黏度，是天然的血液稀释剂，可预防血栓形成。洋葱还能促进钠盐的排泄，从而使血压下降，对高血压、高脂血症和心脑血管疾病都有缓解作用。

苹果

含有膳食纤维、维生素 C 和果糖，可以使皮肤美白红润，使肌肤保持健康光泽。

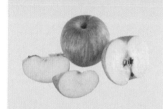

冬瓜

冬瓜中富含丰富的维生素 C，能很好地滋润肌肤，经常食用，可以有效抵抗初期皱纹生成，令肌肤光滑柔嫩。

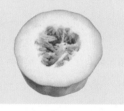

西蓝花

西蓝花富含抗氧化的维生素 C 和胡萝卜素，十字花科的大部分蔬菜，都是很好的抗衰老食物和防癌食物。

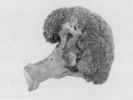

圆白菜

圆白菜是十字花科蔬菜，维生素 C 的含量非常丰富，并富含膳食纤维，能促进肠胃蠕动，帮助排毒，让消化系统保持年轻的活力。

鲫鱼

鱼类是最佳蛋白质来源。鲫鱼中含有全面、优质的蛋白质，能够强化肌肤的弹力纤维构成。尤其对压力大、睡眠不足等因素导致的早期皱纹，有奇特的缓解作用。

豆腐

豆腐中所含的蛋白质是非常好的。豆类食品中含有异黄酮，可以显著减少雌激素的活动。经常食用豆类食品，可以减少患乳腺癌的概率。每周食用豆类食物，至少 3 次以上。

★ 抗衰蔬果排行榜

大量科学实验证明：蔬菜、水果不仅提供人体所需的一些维生素、矿物质和膳食纤维等，而且还含有许多植物抗氧化物质。一些蔬菜、水果含有丰富的多酚类物质，包括类黄酮、花青素类等，有些蔬菜、水果的抗氧化作用甚至强于人们所熟知的抗氧化剂维生素 C、维生素 E 和胡萝卜素。有权威机构对国内常见的 66 种蔬菜、水果的抗氧化活性进行了测定比较，结果如下：

36 种抗衰老蔬菜及其抗氧化性指数排行榜（从强到弱）					
藕	4.54	白萝卜	0.60	豌豆	0.30
姜	2.24	香菜	0.59	蘑菇	0.28
油菜	1.55	胡萝卜	0.55	冬瓜	0.27
豇豆	1.43	圆白菜	0.49	丝瓜	0.24
芋头	1.03	土豆	0.46	蒜薹	0.20
大蒜	0.87	韭菜	0.44	莴苣	0.19
菠菜	0.84	洋葱	0.41	绿豆芽	0.14
甜椒	0.82	番茄	0.40	韭黄	0.12
豆角	0.75	茄子	0.39	南瓜	0.12
西蓝花	0.71	黄瓜	0.36	芹菜	0.12
青毛豆	0.71	菜花	0.31	山药	0.08
大葱	0.69	大白菜	0.30	生菜	0.06

30 种抗衰老水果及其抗氧化性指数排行榜（从强到弱）					
山楂	13.42	柠檬	1.43	玫瑰葡萄	0.49
冬枣	6.98	樱桃	0.99	柚子	0.39
番石榴	6.07	桂圆	0.94	芒果	0.38
猕猴桃	4.38	菠萝果	0.87	久保桃	0.38
桑葚	4.11	红蕉苹果	0.80	杏子	0.34
草莓	3.29	菠萝	0.80	哈密瓜	0.24
玛瑙石榴	3.10	香蕉	0.73	水晶梨	0.22
芦柑	2.29	李子	0.71	白兰瓜	0.19
无子青皮橘子	2.19	荔枝	0.59	西瓜	0.16
橙子	1.89	金橘	0.50	柿子	0.14

从整体抗衰效果来看，蔬菜中要特别推荐香菇。常吃香菇能明显降低血清胆固醇，经常食用可预防动脉硬化症、高血压等。最好能每日吃上一些。还有黑木耳，它具有清肺益气、滋补强身、补血活血、清涤肠胃的功效，对患有肥胖症、高血压、糖尿病、高血糖的病人非常有益。

另外，外形美观的菜花，含有一种特殊的抗衰老物质，它的抗衰老性能也相当优越，而且还是抗癌明星，因此，千万不要错过这类捍卫青春、保证健康的蔬菜。

大蒜含有的硫化物具有抗衰老作用，还有降低体内胆固醇、促进血液循环、加速新陈代谢的功能，能帮助人体排毒减肥。

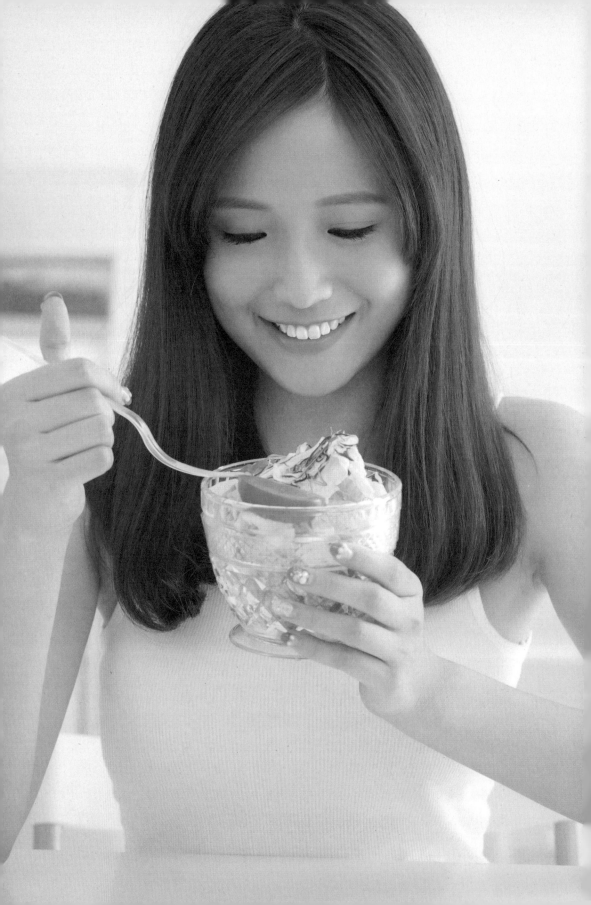

Part 7

呵护娇嫩部位，健康美女养成记

身为女性，

拥有自己独有的一些器官，

如乳房、卵巢、子宫等，

并且要和月经成为很长时间的"好朋友"，

这些特征成就了女人曼妙的身姿和如花的容颜，

是女性健康和美丽的关键，

值得女性倍加呵护。

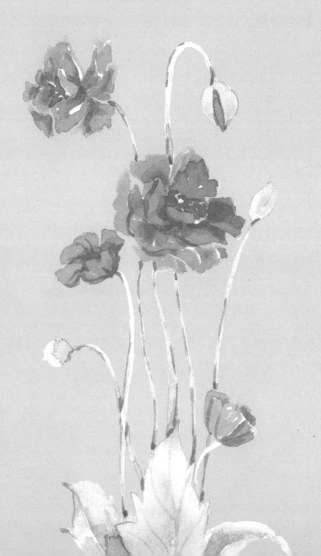

女人身体状态的晴雨表

内里的月经状况影响女人的外表容颜

★ 月经来潮，面色无华

不少女性月经来潮时，面色都容易变得苍白、无华。原因有以下几方面：

1. 虽说月经的失血量不算太多，但是人体对失血有一种天然的防御反应，大脑发布"命令"，让血管收缩止血，造成皮肤里血液量减少，面色就会变得不好。

2. 经期女性由于经血流失，如平时不注意营养，蔬菜、猪肝等含铁丰富的食物吃得少，身体缺乏造血的原料，就易发生贫血，面色不好。遇上月经期过长时，这种现象就会格外明显。

3. 月经来潮时，子宫、输卵管、卵巢以及盆腔里的其他脏器都有一定程度的充血。倘若盆腔里积聚较多血液的话，皮肤血管等其他部位的血液量便会减少，面色怎么会好呢？

4. 经期前后内分泌调节功能多少有些失常，易出现头晕头痛、胸胁闷胀、烦躁易怒、乳房胀痛、心悸失眠等症状，抵抗力也有所下降，面色也会较差。

★ 月经不调，脸上易生斑

月经不调是女性常见的疾病，会引起身体的很多毛病。例如：

1. 月经不调会引起女性肾阴不足，致使身体营养流失，导致脸部出现色斑。

2. 常食辛辣的食物或偏食严重，会加重营养不良，导致气血不畅，加重色斑。

3. 女性脾虚也会产生色斑，而月经不调往往跟脾虚有关系。

4. 月经不调会直接影响女人的心情，情绪抑郁会导致肝气郁滞，郁久化热，如果灼伤阴血，颜面气血就会失和，脸上就会长斑。

所以，女性一定要对月经不调引起足够的重视，从内而外调理，让身体更加健康。

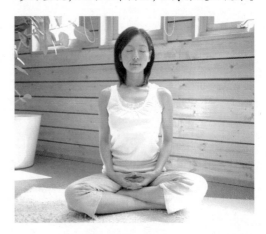

★ 月经不调导致体形失控

引起月经不调最重要的一个原因，就是女性内分泌失调。如长期内分泌失调，就会使体内物质不能正常运行，导致体形不是发胖，就是消瘦。

肥胖女性大多喜欢吃肉、甜品以及冷饮。进多出少，热量经过长期积累，就会出现周身性的脂肪分布，导致肥胖。皮下脂肪过多会刺激子宫内膜，造成月经不调。有的肥胖女性因为内分泌紊乱、甲状腺功能低下造成不孕。

肥胖女性月经不调，更多与痰湿因素有关。女人在进食水谷后，食物变成血液，血液生成月经的"流水线"，如果这个过程受到寒、热、湿、痰、瘀等损伤，就会造成痰湿瘀滞，经血不能按月下行，而逆向变为脂肪。这样就造成了肥胖与月经失调的恶性循环。

月经失调与消瘦也密不可分。维持正常的月经需要一定的脂肪，过度节食会造成躯体脂肪不足、营养不良，影响激素合成而引起营养性闭经。节食者年龄越小，受累越重，且不易恢复，可能会造成永久性损害。卵巢、子宫及其他生殖器官都会萎缩，第二性征衰退。

★ 年轻女性脱发，看看月经是否正常

年轻女性头顶部脱发，很可能是月经有问题！如果月经絮乱，就要警惕高雄激素血症。因为女性脱发主要就是体内雌雄激素的比例失调所导致的。

脱发的女性还要关注一下自己的皮肤、体毛，查一查卵巢激素水平。如果发现痤疮很多，手上多毛，甚至还有胡须，也有的人性欲亢进、声音低沉，乳房也在缩小，阴蒂渐渐增大，看上去很像男性，这就说明可能患了高雄激素血症。应尽快去查一下卵巢功能。

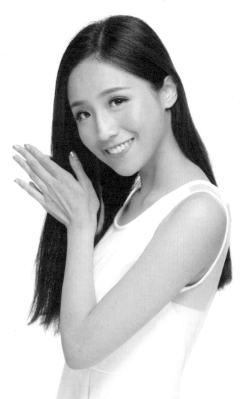

调顺气血，月经才会顺

月经失调的根本原因在于气血失调，调养应从补肾、扶脾、疏肝入手，气血调和月经自然调顺。

★ 补肾

"经水出于肾"，故调理月经的根本在于补肾。肾气充足，精血旺盛，则月经自然通调，补肾法以填补精血为主。肾气未充者，初潮多晚，色淡、量少，腰部酸软无力，调养应以补肾为先，可在医生指导下服用金匮肾气丸。阴虚者多见月经先期而至，色红量多，五心烦热，治以养阴滋血为先，可用左归饮、二至丸等。阳虚不足者可在补肾基础上加补阳之品，如仙茅、仙灵脾等。

★ 扶脾

补脾胃可以充足身体的血源，方法以健脾升阳为主。每天早晚可吃点阿胶，好好地补血。气虚者还可以黄芪泡茶饮用。

★ 疏肝

调理月经要疏肝理气。目的在于调畅气机、疏通气血，气血调和，则月经通调。想要月经正常，心情一定要舒畅通达。月经不调者如果伴有痛经，平时可自己多按摩后腰。

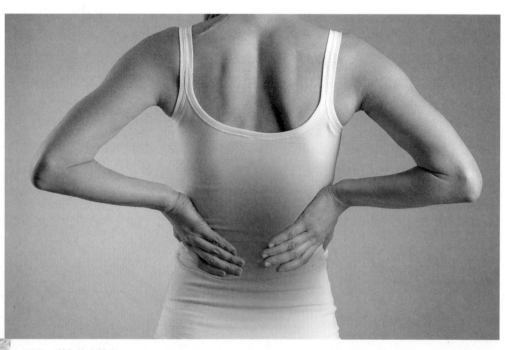

调经养身的食疗方

活血去瘀，调经止痛——益母草红枣瘦肉汤

材料：红枣 6 个，瘦肉 200 克，益母草 10 克，盐少许。

做法：瘦肉洗净、切块。红枣去核洗净。益母草用水洗净。将益母草、红枣、瘦肉放入煲内煮滚后，再改用小火煮 2 小时，下盐调味，即可饮用。

功效：此粥能活血去瘀、调经止痛，适用于女性月经不调、痛经、崩中漏下、产后血晕、瘀血腹痛等症。孕妇不宜食用。

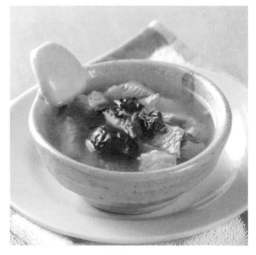

理气调经——川芎调经茶

材料：川芎 3 克，红茶 6 克。

做法：将川芎切小块，和红茶一同放入保温杯中。冲入 250 毫升沸水，闷泡 20 分钟即可。

功效：川芎搭配红茶制作的川芎调经茶，具有行气开郁、活血止痛的作用，适用于月经不调、痛经、闭经等。

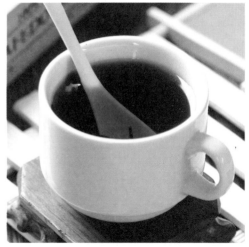

滋阴清热，化瘀止血——莲藕木耳老鸭煲

材料：鲜藕 500 克，水发木耳 60 克，老鸭 1 只，盐、鸡精、姜片、黄酒各适量。

做法：藕洗净、切块，木耳去杂、洗净，老鸭洗净加姜片、黄酒熬汤至八成熟后，放入藕块、木耳煮熟，放入适量盐、鸡精调味即可。

功效：常喝此煲对于月经量多且阴虚内热体质者，效果尤佳。可以滋阴清热，调整月经周期，减少出血。

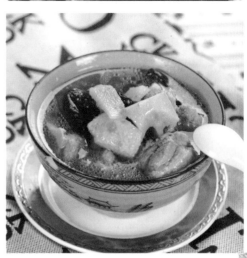

呵护子宫，健康一生

子宫健康，女人才能如花似水

女人常会通过外在的穿衣打扮为自己的美丽加分，却始终没办法改变身体自身的缺陷。首先烦恼的，可能就是自己的皮肤问题——脸上出现色斑、痘痘、暗沉、粗糙等，同时伴随这些皮肤问题的还有生理周期变得不那么准，月经时间变长，痛经加剧，排卵期腹痛等生理问题，也会让女人烦恼。

其实女人的皮肤出现状况，病根儿很可能在子宫，子宫的健康状况或许正是问题的根本所在。女人想要保持年轻漂亮，就要学会维护自己的子宫健康。要保持子宫健康，首先要了解自己的子宫状况。

★ 宫寒让皮肤暗淡

子宫的头号劲敌是血液循环变弱，在肌肤上表现为肤色暗沉、缺乏光泽、黑眼圈。对于子宫来说，血液循环变差，造成自律神经机能低下，内分泌紊乱等，都会影响其排血量。而如果子宫排血量较少，皮肤下的血液循环就会变缓慢，携氧量降低，皮肤就会暗淡无光，也容易造成黑眼圈。

★ 子宫病变让皮肤不稳定

子宫如果有隐疾，你会感觉到内分泌有些紊乱，慢性的月经痛、腹痛成为家常便饭。内分泌水平低下就会导致皮肤干燥、容易浮肿；分泌过盛，则会出现暴食且不长胖、身体疲劳的状况。代谢的废物会积攒在身体里，造成浮肿，总停留在肌肤表面的老化角质则会造成肌肤纹理的粗糙，并使黑色素滞留，形成色斑。

★ 妇科病让皮肤不干净

如果仔细观察，你就会发现，那些去医院看妇科病的女人，肌肤大多数不怎么细腻干净，这是由于妇科病引起的内分泌紊乱所导致，这会使皮肤更易长痘痘以及各种斑点，肌肤肌理也变得粗糙。这时的子宫可能已经很不健康了。

女人视美丽为一辈子的大事，如果你想做好这件大事，就必须从提高自己的子宫健康水平做起。女人拥有了健康的子宫，就是拥有了美丽的法宝。

宫寒是众多妇科疾病的开始

子宫遇到的最常见问题就是宫寒，通俗说就是子宫寒冷。女人经常遇到的小腹发凉、疼痛、白带多等妇科问题都可能与宫寒有关。

宫寒带来的最严重后果就是不容易怀上宝宝。子宫是女人孕育生命的"土壤"，如果这个地方太"寒冷"，怎么能顺利怀孕呢？

造成宫寒的原因有很多，像吹空调、穿露脐装、吃寒凉食物、减肥不当、流产等，都会在无形中让子宫受到寒气的侵袭。如果不及时调理，就会引发很多妇科问题。

当发现自己得了"宫寒"后，最明智的做法就是到正规的医院接受治疗，并且在治疗期间要改变自己不良的生活习惯。比如说，应避免吃生冷食物，少吃白菜、白萝卜、绿茶等虚寒性的食物等，因为子宫需要"保暖"。

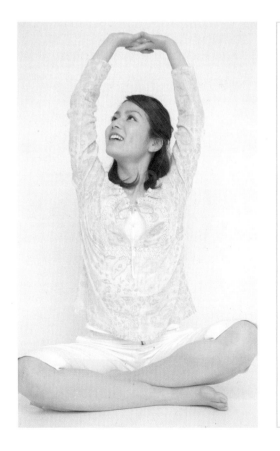

宫寒症状查查看

1. 月经延后，少则退后十天半月，多则两三个月，甚至一年半载才来月经一次，B超检查多是不能正常排卵。

2. 月经前小腹胀坠，白带增多，腰酸痛。

3. 两乳胀痛，胸胀，少数人有反胃、作呕似怀孕反应。

4. 行经腹痛，月经色黑有血块。个别患者痛经达到难以忍受的程度。有些人自觉小腹凉，全身发冷。

5. 经期逐渐推迟，月经量越来越少，最后月经完全停止。且全身发胖，气短乏力，下肢或周身浮肿。有的人甚至出现失眠、多梦、头痛、头晕等症状（西医所称的盆腔炎症粘连、输卵管粘连、炎症阻塞不通、卵巢功能低下、卵巢发育不良、卵泡发育不良、卵子发育不良、排卵障碍等类似于此者）。

调经化瘀，呵护子宫

因寒性体质而导致黑眼圈的女性，不能简单地依靠化妆，要靠化瘀来改善。只有子宫或者盆腔的瘀血消失之后，黑眼圈才会逐渐消失。和"黑眼圈"的病理同出一辙的是痛经、不孕、神经性头痛等，这些都是瘀血最常导致的病痛。

虚与寒是造成瘀血的主要原因，也是女人生活中最难避免的问题，所以才有"十女九瘀"的说法。中医讲究"以通为顺"，治疗女人常见的疼痛及其他病症，要疏通。疏通就是化瘀，这就离不开调经，因为月经是女人清除瘀血的自然和生理途径。保持月经正常，是治疗女人各种疾病的前提，美容驻颜，也要从调经开始，调经也是化瘀。

★ 肝气通和，月经就正常

中医认为，"女子以肝为先天"。这是因为女人一生以血为重，由于行经耗血、妊娠血聚养胎、分娩出血等，无不涉及血，而肝有储藏血液、调节血量及防止出血的功能。月经的正常与否与肝的生理状态息息相关。肝主冲任，冲为血海，任主胞胎，冲任二脉与女性生理机能休戚相关。肝疏泄功能正常，月经才能按时到来，否则就会气血失调，患上月经不调等病。

★ 合理饮食也可调理月经

月经受生理、心理、饮食、环境等多种因素影响。如果在经前和经期能注意合理饮食，则可调理月经。

卵巢调节着女人的生理周期，卵巢功能好坏会影响到月经的规律。女性应调理饮食，保证足够的营养摄取，时不时地给卵巢加加"油"。

★ 关爱子宫，避免久坐

久坐的女人，盆腔很容易充血，导致附件和宫颈的血液循环不畅通，月经难以顺畅地流下来，加上缺乏运动，往往会导致气血循环障碍，引起子宫内膜增生、子宫内膜异位症、宫颈炎等多种宫颈病变。久坐的女人不妨每隔1小时就站起来活动几分钟，缓解盆腔充血对宫颈的影响。

★ 运动让子宫更健康

要想子宫健康，就要经常运动。女性经常运动，有助于预防子宫内膜炎。各项运动中，以跑步和弹跳的防病效果最佳，尤其弹跳，能提高雄性激素的浓度，以对抗过多的雌性激素，使身体激素水平保持平衡。

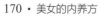

保护卵巢就是留住女人味

卵巢是女人的秘密花园

状如杏仁的卵巢，位于女性子宫的两侧，虽然带给女人月经的烦恼，却承担着许多重要功能，比如排卵、分泌雌激素，这会让女人更青春、更美丽也更健康。因此，卵巢又被誉为"女人的秘密花园"。

雌激素之于女人的重要性不言而喻，女人能焕发青春活力，卵巢的作用功不可没。

在女人的一生中，卵巢非常重要的一个作用就是延缓衰老。从青春期开始到性成熟期，一直到绝经之前，除去妊娠和哺乳，卵巢的形态和功能都在发生着周期性的变化，分泌的雌激素和孕激素，催动月经的来潮，促进女性生殖器官、第二性征的发育和完善，使女人焕发出青春的活力。人到中年后，卵巢功能开始衰退，排卵数量减少，激素分泌水平下降，直至月经停止，乳房松软萎缩，以及所有性征退化，内外生殖器萎缩，女人也失去了青春的光彩。

一旦你的卵巢出现问题，功能衰退，就会影响雌性激素分泌，造成月经失调、妇科问题多、脸部发黄、体态臃肿、精神欠佳、睡眠不好、性冷淡、不孕等一系列问题，你的青春将因此终结，美丽也悄然而逝。所以，聪明会保养的女人都知道呵护卵巢、保养卵巢。

☐ 女性的第二性征不够明显，胸部不坚挺，腰肢不纤细，臀部也不太饱满。

☐ 嗓音粗哑，缺乏女性温柔的特质。

☐ 女性魅力减少，乳房开始下垂，产后松弛，哺乳后萎缩，失去弹性。

☐ 肤色晦暗无光，肤质干燥、粗糙，缺乏弹性，脸上有皱纹、色斑和暗疮。

☐ 体态骤然发胖，脂肪大量堆积于腰、腹，腰身失去玲珑曲线。

☐ 更年期提前，焦虑抑郁，丧失自信，面色潮红，难以自控，失眠、健忘、多梦。

☐ 内分泌失调，阴道分泌物不足，白带异常，过多过稀，呈现异味。

☐ 性生活产生障碍，较难享受性高潮。

☐ 免疫力不足，常患妇科疾患，易细菌感染。

☐ 经前期综合征，月经失调，痛经，经期过长或过短，经量过多或过少。

根据答案鉴定卵巢健康状况，有以上1种情况，说明卵巢功能稍差，应予以注意。有以上2种情况，说明卵巢功能出现紊乱，要进行适度保养。有以上3种情况或更多，说明卵巢功能开始衰退，可能有疾病，应立即就医。

保养卵巢的8条黄金法则

卵巢健康，女人的身心才健康，才能散发出更多女性魅力。时下，很多美容院都推出了"卵巢保养"项目，称"卵巢保养"融合了西方香熏美容技术的精华和中医的贴敷疗法。其实，这些所谓的"卵巢保养"纯属无稽之谈，毫无科学根据。因为卵巢所处的位置特殊，一般按摩手法是无法接触到的，而依靠不具备专业知识和临床经验的美容师通过点穴、按摩来调整女性内分泌功能的可能性，等同于买彩票中大奖的概率。

那么，该怎样保养卵巢呢？事实上，中医虽无"卵巢早衰"之病名，但其相似证治散见于"月经过少""月经后期""闭经""血枯""年未老经水断""不孕"等病之中。从中医的理论分析，卵巢早衰其最本质的原因是精血虚衰，从而导致形体与功能早衰，而这些在中医上是可治可防的。

当然，要想保鲜你的女人味，应该防重于治，未雨绸缪，下面关于卵巢的保养方法，相信会让你受益匪浅。

1. 要注意营养平衡。女性应坚持喝牛奶，多摄入鱼、虾等食物。此外，还应特别注意维生素E、维生素D及铁、钙等矿物质的补充。

2. 要注意经期防护。经期不吃冷饮、不下冷水、不淋雨、不参加剧烈体育运动，更不能游泳。

3. 经期不能性交，因为脱落的子宫内膜在性交时可能返流入盆腔或腹腔，引起炎症。要保持良好的性生活习惯，洁身自爱，远离性传播疾病。

4. 不能滥用激素类药物。雄激素有对抗雌激素的作用，会引起生殖内分泌紊乱。

5. 要善于调节情绪。女人要善于情绪调整，正确对待发生的心理冲突，可以通过外出旅游、找朋友聊天来及时宣泄不良情绪。

6. 保证充足睡眠。会睡觉的女人不易老。

7. 肥胖者要适当减肥，尤其是苹果形肥胖会对卵巢产生不利影响。

8. 多做运动。爱运动的女人才漂亮，才健康。长期缺乏运动，发生内分泌紊乱的概率会明显增高，所以，爱美的女性每周都应抽出一定的时间锻炼身体，运动不需要太剧烈，轻缓的运动，如慢跑、散步、打太极拳即可。

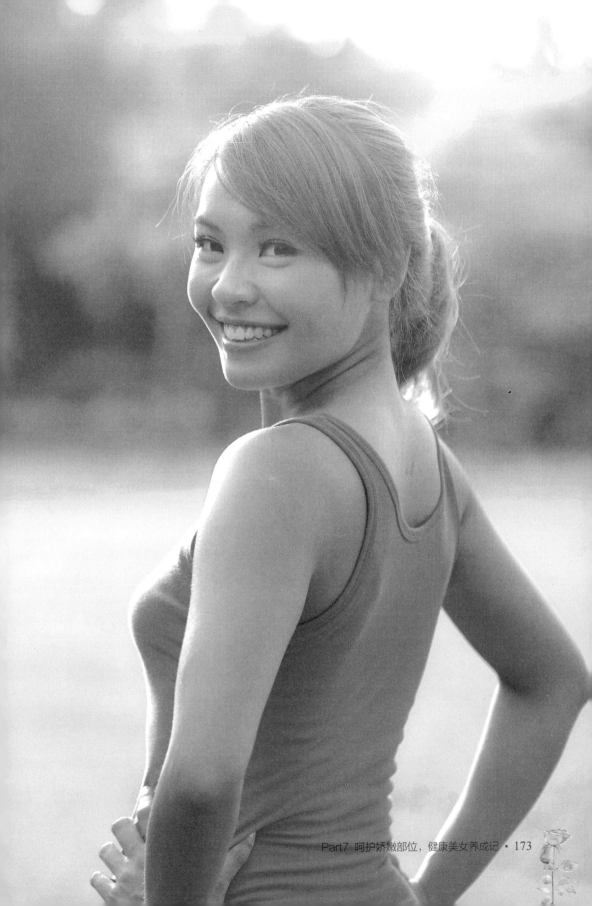

乳房是蓓蕾，怎么保护都不过分

每个女人都要掌握的乳房自查法

乳房既象征着生命之源泉，又影响着女人身材的整体美感，绽放着女人的妩媚与柔情。乳房还是哺育儿女的重要器官，其健康与否直接影响到能否进行正常的母乳喂养，尽到母亲应尽的职责。然而，乳房又是脆弱的，不正确的生活习惯容易导致乳腺疾病。那么，应该如何关爱自己的乳房呢？无论你是妙龄少女、初为人母的快乐妈咪，还是相约中年的风韵女人，关注乳房类疾病永远是你的必修课。只有做好早期自检、诊断，才能从根本上消除威胁乳房健康的"凶手"。

乳房保健对每个女人都同样重要，所有的成年女性，每年都应到专业诊所进行一次乳房检查，并养成每月进行自我检查乳房的好习惯。如果月经比较正常，可在月经来潮后的第9~11 天检查乳腺，这是一个最佳时间。如果在哺乳期乳房出现了肿块，应该先行断乳，然后再到医院进一步检查。

乳房自我检查的方法：

★ 镜前视诊检查

脱去外衣自然站立，双臂垂放在两侧，从正面观察两侧乳房是否对称，两乳头、乳晕有无糜烂，是否在同一水平线上，乳头有没有回缩凹陷；观察乳房皮肤色泽是否均匀，有无水肿、红肿，乳腺浅表静脉是否怒张等。然后双手叉腰，身体做左右旋转，侧面观察乳房的外形，看一看圆滑的弧形轮廓是否出现不规则边际？有没有陷窝和橘皮样的小凹点？

★ 卧位触诊检查

平躺在床上，左手放在头后，右手以左乳头为中心，指腹紧贴皮肤，按顺时针方向做循环按摩，排查有无肿块。检查时用力要均匀，不要用指尖压或挤捏，以手指能触压到肋骨为宜。然后再轻轻挤压乳头，观察有没有液体或带血的分泌物从乳头溢出。再用同样的方法检查右侧。

善待乳房，维护女人的那份风韵

★ 注意饮食的平衡和健康

女人想美丽，首先从胸部开始，秉持"养于内，美于外"的原则。女性的乳房发育、生长，是和脏腑经脉紧密相连的。女性的乳房属胃，乳头属肝，"脾主中焦运化""肝主统血"，因此要突出调节脾胃的营养吸收功能和肝脏的宣泄藏血功能。脾胃强健，人体营养吸收率高而且快，乳房自然健美。

如果想要丰胸，就要多注重养肾，乳房衰萎多因肾气不足。秋冬季节多食炖补食品，加强脾胃功能，能取得不错的丰胸效果。

对于天生的"太平公主"，建议多吃黄豆、木瓜、葡萄、牛肉、猪蹄、核桃等食物。这些食物大多富含维生素 E、B 族维生素。维生素 E 可以促进卵巢发育，增加雌激素的分泌量，进而促进乳房发育，起到丰胸的效果。乳房内多有脂肪，一般来说，乳房大小还和身体胖瘦成正比关系，体胖的女性，乳房也相对要大些。所以，体瘦的女性要多吃一些热量高的食物，如肉类、花生、土豆、核桃等。

★ 昂首挺胸，大胆"挺"起来

相当多的女孩在乳房开始发育的时候感到不好意思，甚至为了掩饰丰满的胸部而含胸驼背。女性的美在于曼妙的身姿，所以挺起胸膛，大方地展现你的女性美吧！

★ 穿戴合适的胸罩

在乳房发育到一定程度的时候，应该及时穿戴合适的胸罩，以保护自己的乳房。选择胸罩时应该以自己的体形及乳房的大小、类型、乳房间距、胸围大小为依据，以恰好罩住乳房为宜。胸罩的肩带应该宽一些，以较好地承托乳房。合适的胸罩应没有紧紧箍住胸廓的感觉，呼吸不受限制，也不妨碍身体的活动。

★ 哺乳让乳房更丰满

产后哺乳，既能给孩子提供增强抗体的好营养，又可保持乳房的健美。一些乳房瘦小的妇女，借助哺乳的机会，可促进乳腺的完全发育，使乳房丰满，增添形体美。

★ 运动，让乳房更健康

让乳房坚挺而饱满，是每个女人的梦想。但是乳房会随着年龄的增长而渐渐下垂，失去弹性，甚至还会发生病变。女人不妨常做健胸运动，以保持乳房的坚挺丰满。

方法是：着运动胸罩，自然站立。双手合十，缓慢上举到极限，保持 10 秒后，缓慢下落到胸前。如此反复 10 次，可使乳房肌肉上提。

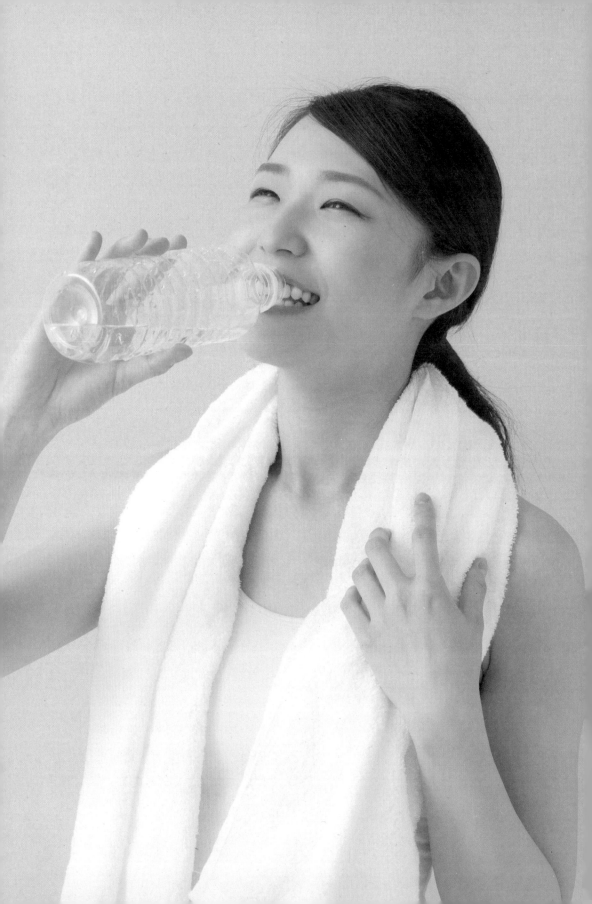

Part 8

排毒养颜，做清清爽爽的女人

女人是水做的，

如果水中混入了其他的有毒物质，

就会看起来很脏，

所以排毒养颜会成为女性离不开的话题。

女人要想由内而外的美丽，

就要做好排毒功课，

让身体里里外外都干干净净。

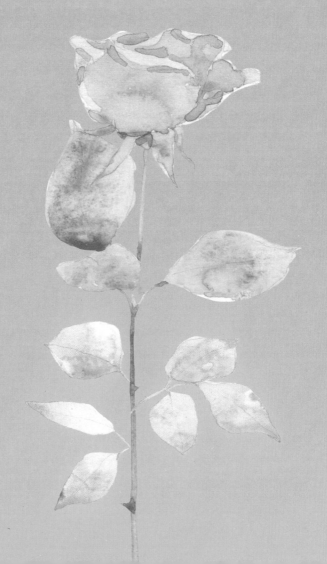

你是不是带"毒"的女人

毒在身体各个部位的"马甲"

人体时刻都被毒素包围着，如水毒、脂毒、瘀毒、痰毒、气毒、火毒等，影响了正常的生理机能，使许多美丽的女人花容失色。体内毒素堆积过多，各种疾病也就不请自来。体内毒素常以多种形式存在：

过量的自由基	这是造成人体衰老的最大因素。体内过量的自由基会产生很强的氧化作用，会侵害体内的细胞，加速衰老，形成皮肤黑斑和过敏，以及引发各种心血管疾病
过量的胆固醇	人体内的胆固醇，绝大多数都是由肝脏制造的，是身体的组织构成，能够合成许多人体所需的重要物质原料。但是如果长期大量摄入胆固醇，就会使血清胆固醇升高，从而增大心血管疾病的发病率
宿便	即肠道内长期淤积的大便。它会产生大量的毒素，被人体再次吸收后，就会降低人体的免疫力，成为各种疾病的诱因，严重危害女人的健康和美丽
脂质沉积	经常摄入高脂肪、高热量、高营养的食物，再加上水分补充的不够及时和充分，就很容易导致人体血液黏稠。血液浓度增高，就会使大量脂质沉积在血管内壁，血液流通不畅，使各器官供氧不足，还会引起脑卒中等疾病
尿酸	尿酸是人体新陈代谢的产物。如果小便不畅，使尿酸在血液里的浓度超过正常值，就会沉积在身体的软组织或关节等处，从而引发急性发炎反应
乳酸	乳酸是人体在长时间的运动中产生的，它和焦化葡萄糖酸在体内不断积累，就会导致身体中的血液呈酸性。使人体处于疲劳状态，就会腰酸背痛、浑身乏力，运动就会显得迟钝、笨拙
体液分布不均	食用过多的冰冷食物，或体内的水代谢出现异常，都会导致体液分布不均匀，会引起身体发汗、排尿异常与水肿
瘀血	瘀血就是老旧、残污的血液，是气血、津水不流畅，末梢循环不顺畅造成的。瘀血会使细胞、肌肉的养分不足，造成肥胖

见招拆招，认识体内的"扫毒先锋"

人体排毒依靠肝、肾、肺、肠、淋巴系统和皮肤来完成。皮肤是人体中面积最大的排毒器官，肺是第二大排毒器官，肠是人体第三大排毒器官，淋巴是非常重要的排毒器官，肾是容量最大的排毒器官，肝不但能排毒，还能解毒。这些排毒器官都是人体不可或缺的。

排毒器官	排毒原理	排毒方法与时间
肝	肝脏可以解毒排毒，消除进入身体的各种化学毒素，包括酒类、药物及化学物质，随时清除人体的代谢废物，抵御病菌的侵袭。经常练习瑜伽，就会把压力施加到肝脏，加快其血液循环，促进排毒	晚间 11:00~ 凌晨 1:00 是肝的排毒时间，需在熟睡中进行
肾	肾脏是血中毒素的"过滤器"，每天要过滤血液 40 次。它能精确分辨哪些物质对身体有用，哪些是毒素需排出体外。还能保持人体的水分，控制钾钠平衡。如果肾脏功能不健全，就会发生紊乱，该被吸收的却排出去，该排出的却排不出，引起各种疾病	每天清晨空腹喝杯温水，充分饮水可以稀释毒素，促进肾脏新陈代谢
肺	是气体交换的重要器官，吸进对人体有益的气体，呼出二氧化碳等废气，将新鲜的氧气输送给血液，满足机体的需要	可以经常在空气清新的地方练习深呼吸，或主动咳嗽几声，有助肺脏排毒。凌晨 3:00~5:00 为肺的排毒时间
肠	肠道吸收食物中的养分，排出食物中的废物、残渣及毒素。肠道粪便中的细菌及有害物质多达几百种，如果不能及时排出，这些有害物质就会被吸收，重新进入血液，对机体造成极大的危害	凌晨 5:00~7:00 是大肠的排毒时间，最好能排便。早上 7:00~9:00 为小肠大量吸收营养的时段，应在 7:30 前用餐，不吃早餐者应改变这一不良习惯
淋巴系统	能保护人体免受病菌及外界不良因素的侵害，具有排毒功能。全身各处流动的淋巴液，将毒素回收到淋巴结，当体内发生严重的病变时，某处的淋巴结就会肿大、疼痛，发出体内垃圾太多的讯号	可以经常进行按摩，促进淋巴循环，有益于排毒。晚上 9:00~11:00 为淋巴系统的排毒时间，此段时间最好能够安静或听音乐
皮肤	保护人体免受外邪侵害。40 亿个毛孔可以随时排掉体内毒素，具有分泌、调节、排泄等功能。如果排毒不畅，就会出现各种皮肤疾患	时刻做好皮肤护理。避免暴晒，注意保湿

不做懒女人，用运动给身体做"大扫除"

运动的女人才漂亮。走、跑、跳等各种运动，都是在给身体进行"大扫除"。出汗是身体排毒的一种方式，可以排除人体中151种有害物质。要想排毒，就应排汗；要想排汗，就要多进行运动。可想而知，一个不运动、不出汗的人，体内的毒素必然要比经常运动出汗的人多。运动是否适量，就看有没有汗液排出体外。经常运动，会使心率提高、血流加快，使各个排毒器官及时将代谢的废物和毒素顺利地排出体外，使机体内环境干净、清洁，人自然就会美丽健康。所以运动是排毒养颜的最好方法。

★ 用对方法，排毒就在呼吸之间

肺是人体重要的排毒器官。经常做一下呼吸运动，不仅可以给身体输送氧气，改善肺的呼吸功能，促进排毒功能，还可以加强血液循环，减轻心脏负担。特别是在空气新鲜的环境里深呼吸，更是像按摩一样助益内脏，帮助清除体内的废物，使人身心愉悦。

深呼吸时，很多人习惯挺胸收腹，可是这样呼吸，肺部每次只有1/3的空间被利用，达不到彻底排毒的效果。所以正确的深呼吸方法应该是这样的：

1.在空气清新的阳台、公园、野外或者风景区，身体自然站立，头部正直，腰部挺直，身体放松，将双手放在腹部。

2.平心静气，两眼闭合，开始用鼻子缓慢平稳地深吸气，感觉胃部在鼓起，直到气体充满，停留5秒钟。

3.慢慢做腹式深呼气，用口呼出，腹部慢慢瘪下去。如此重复做5次。

用正确的方法呼吸，在一呼一吸之间，能够轻松排出体内的毒素。而且，以这种形式净化身体一段时间后，你会发现你的体重也减轻了。

★ 简单易学的排毒小体操

　　随着年龄的增长，女人的面部轮廓会变得不再鲜明精致，甚至出现浮肿、松弛等问题，稍不留神就显出满脸的倦怠，其实这多是毒素堆积造成的。女性应该经常练习简单实用的排毒小体操，同时好好清洁自己的皮肤。下面介绍这套排毒操用来清理肠胃，非常简单却行之有效。在饭后 2 小时之后进行，每天做 5 次，可以充分促进肠胃的消化和代谢，持之以恒，效果明显，还能瘦小腹。

第一步：全身放松，自然站立。

第二步：双手环抱，向上抬起，过脑顶，身体尽量向上挺直，深吸气。

第三步：慢慢呼气，同时让上半身尽量与下半身成直角，慢慢练习就能做到位。

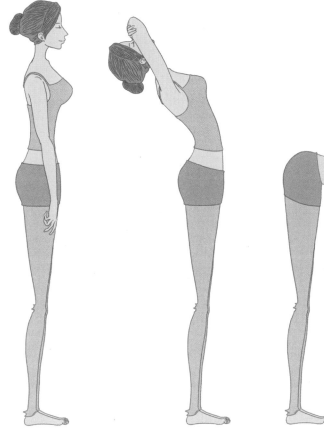
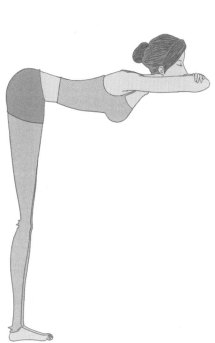

★ 瑜伽五式：适合女性的排毒运动

女性以瑜伽体位法排毒养颜，效果非常明显。这套功法简单易学，围绕腰、腹进行，起到按摩脏腑、排除毒素、理顺肠胃的作用，还能纤腰收腹、养颜美容。

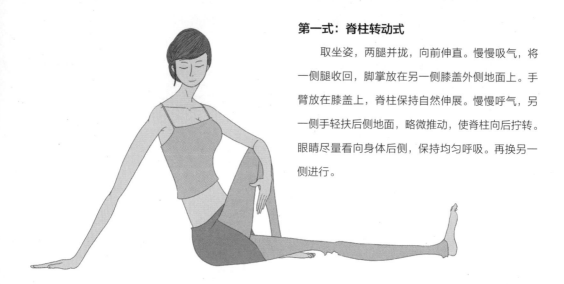

第一式：脊柱转动式

取坐姿，两腿并拢，向前伸直。慢慢吸气，将一侧腿收回，脚掌放在另一侧膝盖外侧地面上。手臂放在膝盖上，脊柱保持自然伸展。慢慢呼气，另一侧手轻扶后侧地面，略微推动，使脊柱向后拧转。眼睛尽量看向身体后侧，保持均匀呼吸。再换另一侧进行。

第二式：前屈伸展式

取坐姿，脊柱自然伸展，两脚、两腿并拢，向前伸直，两手自然放在身体两侧。慢慢吸气，两臂向前伸直，两手并拢，两肩向后收，拇指相扣、掌心向下。将两臂紧贴双耳高举过头部，微微向后仰，使整个脊柱向上伸展。

慢慢呼气，注意力集中在腹部。腹部向前、向下贴近大腿，两手抓住两脚脚趾，如果感觉动作困难可弯曲双膝，保持呼吸顺畅。慢慢吸气，由后背带起整个上身。慢慢呼气，回到起始坐势。放松20秒。

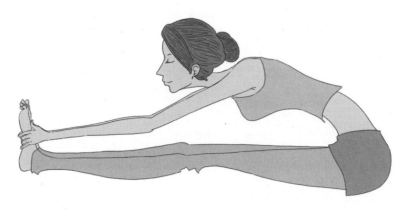

第三式：侧腰伸展式

取莲花坐式，脊柱自然挺直，双手胸前合十，成起始式。慢慢吸气，手掌合十高举过头，慢慢呼气，向两侧平展手臂。再慢慢吸气，臀部不要离地，一侧手臂高举，另一侧手臂弯曲，轻扶地面。身体向扶地手臂的方向弯曲。眼睛通过手臂看向天花板。

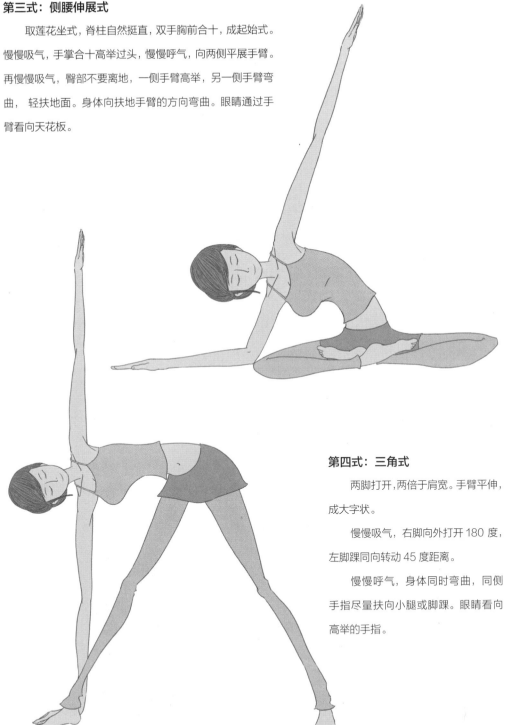

第四式：三角式

两脚打开，两倍于肩宽。手臂平伸，成大字状。

慢慢吸气，右脚向外打开 180 度，左脚踝同向转动 45 度距离。

慢慢呼气，身体同时弯曲，同侧手指尽量扶向小腿或脚踝。眼睛看向高举的手指。

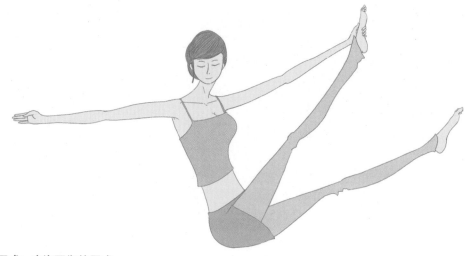

第五式：坐姿平衡伸展式

取坐姿，两腿并拢，向身体方向收回，两手抓两脚脚踝。

慢慢吸气，以尾骨做支撑，两手抓脚踝，将两腿抬离地面，慢慢呼气，将膝盖蹬展，保持身体平衡、呼吸均匀。

慢慢吸气，左手抓住右脚踝或小腿。另一侧腿膝盖蹬直，保持抬离地面。

慢慢呼气，右手带动右臂平举，使脊柱向后拧转。眼睛平视右臂。保持身体平衡、呼吸均匀。

这个姿势刺激腰腹，背部尽量保持挺展，膝盖可以弯曲。

- -

早盐晚蜜，女人的排毒小心机

每个女人都不想错过能让自己美丽的机会，而内在调理可以让自己变得真正美丽。"早盐晚蜜"的排毒养生——每天早晨一杯竹盐水，晚上临睡再来一杯蜂蜜水，能让减肥与美容都变得轻松。

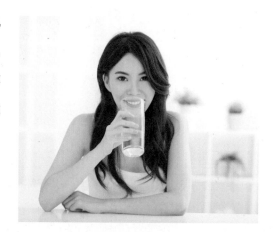

★ 早盐

每天早上刚起床的时候，可以为自己备上一杯纯净水，再加1小勺竹盐，然后空腹喝下去。不要小看这杯竹盐水，这里所用的竹盐比一般的食用盐含有更多营养成分，有更强的解毒、排毒功能。它能促进大肠蠕动，有效解决便秘问题，还能减少脂肪在肠道内的堆积，从而排出毒素，减少人体脂肪，达到瘦身排毒的效果。

晚蜜

每天晚上在临睡之前，喝一杯用温开水调服的蜂蜜，就能达到排毒养颜、滋补强身的养生美颜效果。蜂蜜味甘、性平，自古以来，就被广泛用作滋补食品。蜂蜜有滑润肠道、润肺止咳、排毒养颜、帮助排便的神奇功效。经常食用蜂蜜，对预防和治疗心血管疾病，以及神经衰弱等病症，也有一定的辅助疗效。

实践证明，"早盐晚蜜"确实是很好的养生排毒方法。有了"早盐晚蜜"的排毒养颜法，再配合平时生活中的饮食调养、身体运动，就能更好、更持久地保持身体的健康与美丽。

但是，并不是每个人都适合用"早盐晚蜜"的办法，竹盐中含有的钠较多，能使血压增高，所以血压高的人不适合饮用。而蜂蜜的主要成分就是糖类，不适合糖尿病患者食用。所以有这两种病症的人，是不宜用"早盐晚蜜"的养生方式进行调理的。

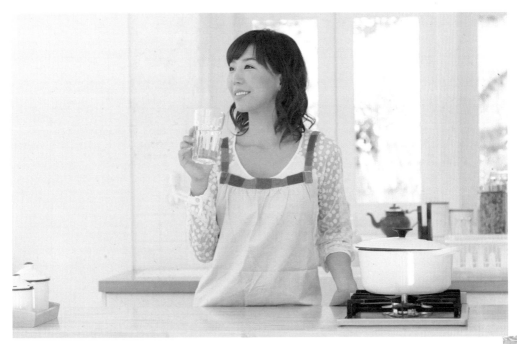

果蔬排毒，养眼又养颜

饮食排毒是最具实效的排毒方法，尤其果蔬排毒，更是物美价廉，而且可以长期食用，对女性美容健身很有效果。

解毒清热——草莓

草莓具有润肺止咳、解毒消炎、清热除烦、明目养肝、理肠通淋的功效。草莓中的膳食纤维可帮助消化，含有的天冬氨酸，能自然平缓地去除体内残渣，有减肥功效。

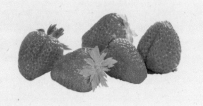

清热去污——猕猴桃

猕猴桃是维生素C之王，能防癌、抑斑、美化皮肤、减缓衰老。猕猴桃含有的膳食纤维和抗氧化物质，能清热降火、润燥通便、增强免疫力。猕猴桃中还富含精氨酸，能改善血液流动，防止血栓形成。

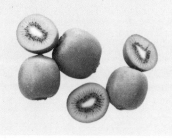

灭毒清肠——苹果

苹果中所含的水溶性食物纤维果胶，能吸收消化道中的脂肪和毒素，保护肠壁，调整肠胃功能，防治高胆固醇，消除便秘，清理肠道，美化皮肤。苹果还能防癌。

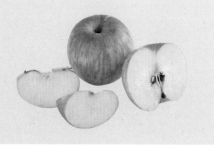

强效排毒——葡萄

葡萄具有抗氧化和强效排毒作用，能清除自由基，延缓衰老，对胃炎、肠炎、痢疾、皮肤疹有很好的辅助疗效。最好连皮带籽榨汁饮用。

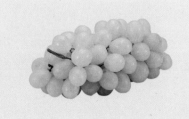

益肝解毒——荔枝

荔枝有解毒止泻、补脾益肝、生津止渴等功效，能改善肝功能，加速毒素排出，促进细胞生成，还可以使皮肤细嫩，是既排毒又养颜的理想水果。

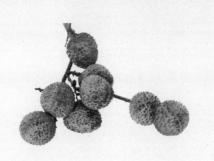

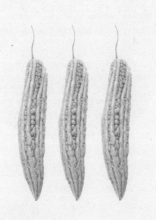

明目解毒——苦瓜

苦瓜可以清热消暑，具有明目解毒的功效。苦瓜中还有一种生理活性蛋白质，具有明显的抗癌作用。这种蛋白质能激发免疫系统的防御功能，增强免疫细胞的活性，消除体内有害物质。

清肺净血——柠檬

柠檬属高度碱性，能止咳化痰、生津健脾，帮助肺部有效排毒。柠檬中含有抗氧化功效的维生素C，能有效改善血液循环，帮助血液正常排毒。

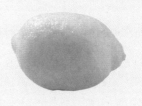

清理肠胃——大白菜

大白菜中含有大量的膳食纤维，可以促进肠胃的蠕动，稀释肠道毒素，帮助消化，防止大便干燥，既能治疗便秘，又有助于营养的吸收。

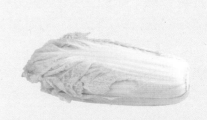

7日排毒食谱让你做回无毒女人

无论是外毒还是内毒，都会给女人带来容颜与身体的伤害。下面提供7日排毒食谱，每天一种排毒的食材，用不同的口味呈现，让你怎么吃都不腻，还能快速排毒，只需1周的时间，就能做一个无毒女人！

★ 第1日：海带

海带中所含的硫酸多糖，能清除附着在血管壁上的胆固醇，使身体中的胆固醇保持正常的水平。海带中的褐藻胶能在肠内形成凝胶状的物质，有助于排除肠道毒素，阻止人体吸收铅、镉等重金属，排出侵入体内的放射性元素，减少便秘和肠癌的发生。

海带中还含有大量的碘，可降低女性体内的雌激素水平，促进卵巢机能恢复正常，从而消除乳腺增生的隐患。

排毒食谱：海带豆芽猪肉汤

材料：黄豆芽200克，海带、猪瘦肉各100克，姜片5克，葱段10克，盐适量。

做法：把黄豆芽洗净，去掉豆皮；海带洗净，切成丝 猪瘦肉洗净，切成丝。将猪瘦肉丝放入锅中，加入葱段、姜片和1000克清水，大火烧开，撇净浮沫，再放入黄豆芽、海带丝，开锅后加盖并改用小火炖煮40分钟，加盐调味，再炖10分钟即可。

功效：佐餐食用。降低胆固醇、促进体内放射性物质的排出。

★ 第2日：黑木耳

黑木耳具有补气活血、凉血滋润的作用，能消除血液里的热毒。黑木耳中含有的植物胶质具有较强的吸附力，可以将残留在人体内的杂质排出体外，能够起到清胃涤肠的作用。

黑木耳还能减少血液凝块，预防血栓类疾病的发生。

排毒食谱：黑木耳红枣汤

材料：黑木耳30克，红枣10克，白糖适量。

做法：黑木耳焯一遍，沥干。红枣洗净，去核。将黑木耳和红枣一起放入水中煮30分钟，再加入白糖调味即可。

功效：佐餐食用。消除血液热毒。

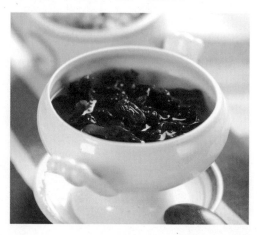

★ 第3日：绿豆

绿豆可解百毒，能帮助体内的有毒物质尽快排出，促进机体的正常代谢。

绿豆含有能降血压、降血脂的物质，经常食用绿豆，还可以辅助治疗因缺乏维生素A引起的夜盲症，因缺乏维生素B_2引起的舌疮口炎及阴囊炎，因缺乏维生素C引起的坏血病等。

排毒食谱：甘草绿豆老鸭汤

材料：鸭半只，绿豆90克，甘草20克，盐适量。

做法：甘草用清水冲洗一下，切段备用。绿豆洗净；鸭洗净切块。将所有材料放入炖锅中，加水1500毫升。大火烧沸后转小火继续慢炖30分钟，开锅加盐调味即可食用。

功效：补气去火，适合身体虚弱、食欲缺乏的女性。

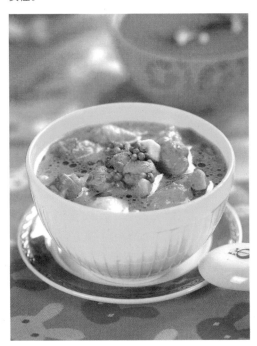

★ 第4日：胡萝卜

胡萝卜是一种有效的解毒食物，胡萝卜中大量的维生素A和果胶物质与身体中的汞离子结合之后，能有效降低血液中的汞离子浓度，加速体内汞离子的排出。

胡萝卜中所含的胡萝卜素，可以清除能导致人体衰老的自由基，所含的B族维生素和维生素C等营养成分也有润肤、抗衰老的作用。女性经常进食胡萝卜，还能降低患卵巢癌的概率。

排毒食谱：胡萝卜炖牛肉

材料：牛肉500克，胡萝卜（中等大小）3根，洋葱1个，土豆（中等大小）1个，嫩豆荚50克，枸杞子30克，胡椒粉、盐、油各适量。

做法：将牛肉切成小块，撒上盐与胡椒粉，胡萝卜切成小块，土豆、洋葱切片，豆荚切段。锅内油热后放入牛肉块炒成茶色，将洋葱片少许放入共炒。锅内放入热水4碗，加入枸杞子，煮开后，改小火煮炖1小时。加入胡萝卜、土豆、豆荚和洋葱继续炖20分钟。加盐，再煮10分钟即可。

功效：佐餐食用。降低体内汞浓度。

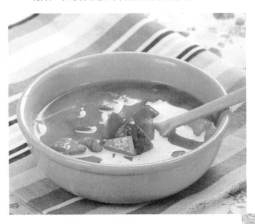

★ 第 5 日：南瓜

南瓜中含有丰富的果胶，可以延缓肠道对糖和脂质的吸收，其含有的果胶还可以中和和清除体内的重金属和部分农药残留，有防癌去毒的作用。南瓜还有消除致癌物质亚硝酸胺的作用。常吃南瓜，还能帮助肝、肾功能减弱的患者提高细胞的再生能力。

排毒食谱：奶油南瓜汤

材料： 南瓜 350 克，洋葱 1 个，黄油 50 克，肉汤 400 毫升，牛奶 200 毫升，面粉 200 克，鲜乳酪 1/2 杯，芹菜适量，肉豆蔻、盐、胡椒各适量。

做法： 将南瓜去皮去瓤，切成薄片；芹菜切成末。洋葱切成碎末，用黄油炒好。炒锅上火，放入洋葱末、南瓜片、肉汤，直至煮烂。将锅内汤汁滤入另一锅内，把锅重新置火上，加入牛奶煮开。将黄油和面粉搅拌均匀后，一点一点均匀放入。加入适量肉豆蔻、盐、胡椒调味。放上芹菜末和鲜乳酪，使其漂浮汤上即可。

功效： 健康美味，温和排毒。

★ 第 6 日：菜花

菜花中含有的类黄酮最多，这种成分不但可以防止感染，还是一种很好的血管清理剂，能够阻止胆固醇氧化，防止血小板凝结成块，从而减少心脏病与中风的危险。常吃菜花，还可以增强肝脏的解毒能力，可以预防感冒和坏血病的发生。

排毒食谱：莴苣菜花汤

材料： 莴苣 120 克，菜花 150 克，肉馅 100 克，料酒、食盐、味精各适量。

做法： 莴苣洗净，切成大小合适的块状。菜花撕成小块，洗净。肉馅用料酒、食盐腌制 10 分钟。烧一锅水，将肉馅放进去，直到肉色变白。将莴苣和菜花放入，一同煮半个小时。出锅前，加入适量食盐、味精调味即可。

功效： 佐餐食用。清理血管。

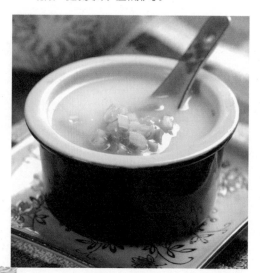

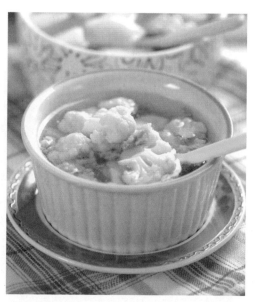

★ 第 7 日：菠菜

　　菠菜能够清理人体肠胃中淤积的热毒，可以防治便秘，使人容光焕发。菠菜叶中含有一种类似胰岛素的物质，能使身体中的血糖保持稳定。菠菜含有丰富的维生素，能辅助防治口角炎、夜盲症等维生素缺乏症。

　　菠菜中还含有大量的抗氧化剂，具有延缓衰老、促进细胞繁殖的作用，能激活大脑功能，增强人体的青春活力，防止大脑老化。

排毒食谱：菠菜炒鸡蛋

　　材料：菠菜 400 克，鸡蛋 1 个，盐 2 克，植物油 5 克，料酒、葱花、姜末、鸡精各适量。

　　做法：将菠菜洗净后切成 3~4 厘米长的段，放入开水中烫一下，捞出后用凉水浸一下待用；将鸡蛋在碗中打散并加盐。炒锅置旺火上，将油烧热，倒入鸡蛋炒熟，盛出待用。炒锅再烧热，放油，下葱、姜末爆香，烹入料酒，下菠菜、盐，煸炒至菠菜断生，然后放入炒好的鸡蛋，翻炒均匀，加鸡精炒匀出锅。

　　功效：佐餐食用。清理肠胃热毒。

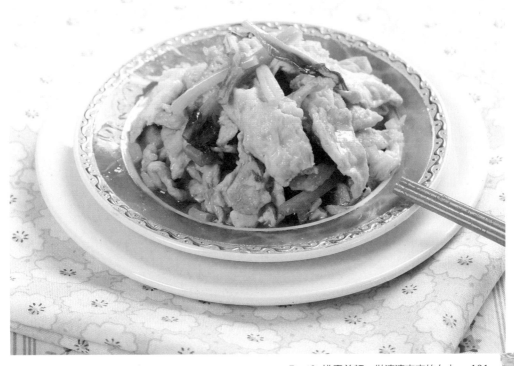

J 9